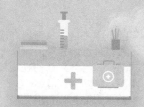

CHANGJIAN
JIBING DE
YUFANG YU KANGFU

常见疾病的
预防与康复

名誉主编： 占伊扬 刘 云

主 编： 丁 宁 卢 姗 顾 兵

本书受到国家自然科学基金(项目号:81500069),青年人才托举工程(项目号:QNRC2017001),国家重点研发计划(项目号:2018YFC1314900, 2018YFC1314901)的资助。

U0242362

东南大学出版社
SOUTHEAST UNIVERSITY PRESS

内 容 简 介

本书通俗易懂地介绍了常见疾病的预防与康复、常见临床操作的注意事项、常见化验单的解读,以及健康促进医院建设的意义和实践。每一节先对一种疾病进行简单介绍(如疾病定义、常见症状、常用检查、常规治疗),再介绍如何进行该疾病的预防和康复。本书文字精炼、内容清晰、简洁易懂,同时配有插图,一目了然,非常适合非医学专业人士阅读。对大众了解疾病的预防与康复知识、提高健康素养、有目标的自我检查及就医非常有帮助。

图书在版编目(CIP)数据

常见疾病的预防与康复/丁宁,卢姗,顾兵主编.—南京:东南大学出版社,2020.9(2024.1 重印)

ISBN 978-7-5641-8968-6

Ⅰ. ①常… Ⅱ. ①丁… ②卢… ③顾… Ⅲ. ①常见病—预防(卫生)②常见病—康复 Ⅳ. ①R4

中国版本图书馆 CIP 数据核字(2020)第 116740 号

常见疾病的预防与康复

Changjian Jibing de Yufang yu Kangfu

主　　编:丁宁　卢姗　顾兵
出版发行:东南大学出版社
社　　址:南京市四牌楼 2 号　　邮编:210096
出 版 人:江建中
责任编辑:姜晓乐(joy_supe@126.com)
经　　销:全国各地新华书店
印　　刷:广东虎彩云印刷有限公司
开　　本:787 mm×1092 mm　1/16
印　　张:13.25
字　　数:320 千字
版　　次:2020 年 9 月第 1 版
印　　次:2024 年 1 月第 4 次印刷
书　　号:ISBN 978-7-5641-8968-6
定　　价:48.00 元

本社图书若有印装质量问题,请直接与营销部联系。电话(传真):025-83791830

编委会

崔志磊　上海交通大学医学院附属新华医院

丁　宁　江苏省人民医院(南京医科大学第一附属医院)

杜连心　河南省人民医院

傅　丹　江苏省苏北人民医院

顾　兵　广东省人民医院

顾建娟　江苏省苏北人民医院

季莉莉　江苏省疾病预防控制中心

姜惠敏　首都医科大学附属北京中医医院

蒋　敏　江苏省苏北人民医院

李　亮　南京医科大学第二附属医院

林　蔚　江苏省人民医院(南京医科大学第一附属医院)

刘晓南　南方医科大学南方医院

刘亚雯　江苏省苏北人民医院

刘燕荣　江苏省人民医院(南京医科大学第一附属医院)

卢　丹　江苏省苏北人民医院

卢　姗　江苏省人民医院(南京医科大学第一附属医院)

罗健英　江苏省苏北人民医院

冒昕睿　江苏省人民医院(南京医科大学第一附属医院)

潘　宇　江苏省苏北人民医院

裴小华　江苏省人民医院(南京医科大学第一附属医院)

邱志远　镇江市第一人民医院(江苏大学附属人民医院)

单　涛　江苏省人民医院(南京医科大学第一附属医院)

史兆春　江苏省人民医院(南京医科大学第一附属医院)

王明月　江苏省人民医院(南京医科大学第一附属医院)

吴婷婷　江苏省人民医院(南京医科大学第一附属医院)

吴一波　北京大学药学院/陕西省健康文化研究中心

徐　昊　中国科学技术大学附属第一医院
徐　靖　淮安市第一人民医院(南京医科大学附属淮安第一医院)
许张娣　江苏省人民医院(南京医科大学第一附属医院)
杨　帆　中国医科大学附属盛京医院
杨国平　江苏省疾病预防控制中心
杨力萱　江苏省人民医院(南京医科大学第一附属医院)
杨　沐　江苏省人民医院(南京医科大学第一附属医院)
张宇星　江苏省人民医院(南京医科大学第一附属医院)
甄世祺　江苏省疾病预防控制中心

编写秘书
王明月　江苏省人民医院(南京医科大学第一附属医院)

绘图
梅培培　江苏省人民医院(南京医科大学第一附属医院)
吴梦洁　江苏省人民医院(南京医科大学第一附属医院)
伍雪橙　江苏省人民医院(南京医科大学第一附属医院)
谢梦燕　江苏省人民医院(南京医科大学第一附属医院)
杨力萱　江苏省人民医院(南京医科大学第一附属医院)
杨艺琦　江苏省人民医院(南京医科大学第一附属医院)
叶超然　江苏省人民医院(南京医科大学第一附属医院)
施旻喆　南京医科大学康达学院

序 一

2019年,国务院印发了《国务院关于实施健康中国行动的意见》,聚焦影响人民健康的重大疾病和突出问题,部署细化落实《"健康中国2030"规划纲要》。未来10年,卫生健康工作理念将加快推进,服务方式将从以治病为中心转变为以人民健康为中心。

健康是幸福之基,是国家富强和人民幸福的重要标志,也是国际社会衡量一个国家经济社会发展水平的重要尺度。党中央国务院一直高度重视人民群众的健康问题,习近平总书记指出:"没有全民健康,就没有全面小康。"实践证明,健康促进与健康教育是提高全民健康素质的优先策略,是改善群众健康状况最具成效的手段,也是推进健康中国建设的关键举措。

近年来,越来越多的优秀医务工作者投入医学知识的普及工作中。其形式和渠道也越来越丰富,但仍有一些不太专业的医学科普内容充斥其中,因此急需高质量的科普作品问世,以解决科学专业度与群众可接受度方面的矛盾。

《常见疾病的预防与康复》这部书以满足我国居民健康问题和健康需求为导向,以服务我国健康促进与教育工作为目标,切实提高公众健康素养水平。这部书采用图文结合的方式,将科学与艺术相结合,用清晰简洁的文字介绍了常见疾病的发病情况,需要做哪些检查,有哪些治疗方式,如何进行预防和康复。同时配有自创插图,生动形象地介绍各种疾病情况,使医学知识清晰易懂又不落俗套,非常适合大众阅读。

即便医学发展到现在,医生依然对很多疾病束手无策,因此,对于很多疾病,我们更需要强调自身的预防。医生不是万能的,药物不是万能的,手术也不是万能的,因此,与其医生拼命努力,不如老百姓对自己的健康负起责任来。

　　认识疾病、预防疾病、科学康复,提高全民健康素养,从我做起,从今天做起。

2020 年 9 月

序 二

　　健康是人类永恒的话题,如何做好科普是广大医务人员永远需要研究的学问。2016 年 10 月,中共中央国务院联合印发《"健康中国 2030"规划纲要》,明确提出了加强健康教育,提高全民健康素养的部署。从以治病为中心转变为以人民健康为中心,全面提升全民健康素养。

　　随着我国国民经济的快速发展,政府对卫生事业的投入大幅增加,我国公民健康水平得到明显提升。但不容忽视的是,目前公共卫生事业的发展速度远远跟不上人民群众对健康生活的需求,且在目前公共卫生事件时有发生的大背景下,普及科学的防疾病、促健康知识显得尤为重要。

　　《常见疾病的预防与康复》这部书力求让公众提升健康意识,掌握正确的医学知识和技能,形成健康的生活方式,做出理性的医疗选择,从而促进全民健康水平的提高,同时减少医疗资源的浪费,为公众树立正向信念起到积极向上的引导作用。作者在写作本书过程中充分撷取医生的临床思维与宣教模式,温暖而饱满,如"随风潜入夜,润物细无声",让读者在与文中漫画的互动中,不知不觉就对医学科普知识了然于胸。不但给公众提供了医学常识,同时对于我们专科医生的临床工作也具有启示意义。

　　上帝如果关上了门,就会在别处打开一扇窗。这句话,我们医生经常用来安慰自己的病人,因为,即便医学发展到现在,我们依然在很多时刻束手无策,无能为力。所以,医生在工作中,有时是治愈,常常是帮助,总是去安慰。无论怎样努力,医生也无法替代病人自己。但总有一种方式,医生能够或轻或重地帮助病人缓解痛楚和不安情绪——也许就是从读这本书开始!希望无论你是否学医,都能从中感受到医学知识的魅力;希望这像一股清风,吹入医学科普的园地;希望这是一个起点,能有更多这样的科普读物普惠于民,助力"健康中国 2030"。这实在是令人期待的事情。

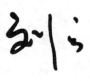

2020 年 9 月

前　言

医患信息不对称是长久以来困扰医生和病人的严重问题。在日常门诊和住院治疗过程中,病人听不懂,或者受"商业医学科普"、不明来源的养生知识等信息影响,对医生制定的治疗方案不理解、不接受、依从性差的情况时有发生。因此,需要加强医务人员健康教育科普技能,宣传健康教育的双重性——既要讲医学技术的进步、医学成就的伟大,也要讲医学的局限与无奈,引导公众合理预期。

网络信息繁杂,且存在很多利益纠葛,导致普通百姓很难找到合适的常见疾病参考信息。很多疾病都是可以预防的,还有很多疾病住院治疗之后还需要继续康复和保养。好的医学科普图书无疑会提高公众对疾病的认识水平,减少无效问诊时间,并减少医患矛盾。为了提高全民健康素养,满足群众和医护人员的需求,我们编写了这部《常见疾病的预防与康复》。

本书的内容及特色:

1. 本书按人体生理系统分章节介绍了常见疾病的预防与康复、常见临床操作的注意事项及常见化验单的解读。每一节先对疾病进行简单介绍(如疾病定义、常见症状、常用检查、常规治疗),再介绍如何进行该疾病的预防和康复。文字精炼、内容清晰、简洁易懂,同时配有插图,一目了然,非常适合非医学专业人士阅读。对大众了解疾病的预防与康复知识、提高健康素养、有目标的自我检查及就医非常有帮助。

2. 本书后面配有一个二维码,用手机扫码可获得部分疾病的科普音频或视频的讲解。

3. 本书最后一个章节介绍了健康促进医院建设的需求及历史机遇、现状及未来，并以江苏省人民医院为例，详细介绍了健康促进医院的组织实施、内容及成效。希望为全国范围内健康促进医院建设起到抛砖引玉的作用。

由于编者水平有限，且时间紧迫，书中难免有疏漏之处，还望读者批评指正。

作　者

2020 年 6 月

目　录

第一章　呼吸系统疾病 ………………… 1

　　第一节　流感 ………………… 2

　　第二节　肺炎 ………………… 3

　　第三节　冠状病毒肺炎 ………………… 4

　　第四节　支气管扩张 ………………… 6

　　第五节　肺脓肿 ………………… 7

　　第六节　肺结核 ………………… 8

　　第七节　慢性阻塞性肺疾病 ………………… 9

　　第八节　肺动脉高压 ………………… 10

　　第九节　支气管哮喘 ………………… 11

　　第十节　肺栓塞 ………………… 12

　　第十一节　气胸 ………………… 13

　　第十二节　肺癌 ………………… 14

　　第十三节　阻塞性睡眠呼吸暂停低通气综合征 ………………… 15

　　第十四节　肺小结节 ………………… 17

　　第十五节　胸腔积液 ………………… 19

　　第十六节　胸腔穿刺 ………………… 20

　　第十七节　气管镜检查 ………………… 21

　　第十八节　肺功能检查 ………………… 22

　　第十九节　氧气疗法 ………………… 23

　　第二十节　雾化治疗 ………………… 24

第二章　心脏系统疾病 ………………… 25

　　第一节　高血压 ………………… 26

　　第二节　冠心病 ………………… 27

　　第三节　急性心肌梗死 ………………… 28

　　第四节　心律失常 ………………… 29

　　第五节　心脏瓣膜病 ………………… 31

　　第六节　主动脉夹层 ………………… 32

　　第七节　心肌炎 ………………… 33

　　第八节　先天性心脏病 ………………… 34

　　第九节　冠状动脉造影与支架置入 ………………… 36

　　第十节　心脏起搏治疗 ………………… 38

　　第十一节　射频消融 ………………… 39

　　第十二节　抗凝疗法 ………………… 41

　　第十三节　冠状动脉搭桥术 ………………… 42

第三章　消化系统疾病 ………………… 43

　　第一节　慢性胃炎 ………………… 44

　　第二节　消化性溃疡 ………………… 45

　　第三节　胃食管反流病 ………………… 46

　　第四节　消化道出血 ………………… 47

　　第五节　食管癌 ………………… 48

　　第六节　胃癌 ………………… 49

　　第七节　结直肠癌 ………………… 50

　　第八节　阑尾炎 ………………… 51

　　第九节　便秘 ………………… 52

　　第十节　急性胃肠炎 ………………… 53

　　第十一节　乙型肝炎 ………………… 54

　　第十二节　肝硬化 ………………… 55

第十三节　肝癌…………………… 56
第十四节　结石性胆囊炎…………… 57
第十五节　胰腺炎…………………… 58
第十六节　炎症性肠病……………… 59
第十七节　肠易激综合征…………… 60
第十八节　痔疮……………………… 61
第十九节　腹腔穿刺术……………… 62

第四章　神经系统疾病………………… 63
第一节　脑梗死……………………… 64
第二节　脑出血……………………… 65
第三节　帕金森病…………………… 66
第四节　阿尔茨海默病……………… 67
第五节　头痛………………………… 68
第六节　眩晕………………………… 69
第七节　颈椎病……………………… 70
第八节　脑卒中的康复……………… 71

第五章　内分泌代谢疾病……………… 73
第一节　糖尿病……………………… 74
第二节　糖尿病并发症……………… 75
第三节　高脂血症…………………… 76
第四节　痛风………………………… 77
第五节　肥胖症……………………… 78
第六节　骨质疏松…………………… 79

第六章　甲状腺与乳腺疾病…………… 81
第一节　甲状腺结节………………… 82
第二节　甲状腺功能亢进…………… 83
第三节　甲状腺功能减退…………… 84
第四节　乳腺癌……………………… 85
第五节　乳腺增生…………………… 86

第七章　风湿免疫系统疾病…………… 87
第一节　类风湿性关节炎…………… 88
第二节　系统性红斑狼疮…………… 89

第三节　强直性脊柱炎……………… 90
第四节　干燥综合征………………… 91
第五节　皮肌炎……………………… 92

第八章　血液系统疾病………………… 93
第一节　缺铁性贫血………………… 94
第二节　紫癜………………………… 95
第三节　白血病……………………… 96
第四节　淋巴瘤……………………… 97
第五节　骨髓穿刺…………………… 98
第六节　骨髓移植…………………… 99
第七节　输血治疗…………………… 100

第九章　眼科五官口腔疾病…………… 101
第一节　白内障……………………… 102
第二节　近视………………………… 103
第三节　过敏性鼻炎………………… 104
第四节　中耳炎……………………… 105
第五节　声带息肉…………………… 106
第六节　咽喉炎……………………… 107
第七节　鼻咽癌……………………… 108

第十章　泌尿系统疾病………………… 109
第一节　慢性肾炎…………………… 110
第二节　慢性肾衰竭………………… 111
第三节　肾结石……………………… 112
第四节　尿路感染…………………… 113
第五节　前列腺增生………………… 115
第六节　肾癌………………………… 116
第七节　膀胱癌……………………… 117
第八节　前列腺癌…………………… 118
第九节　腹股沟疝…………………… 119
第十节　透析………………………… 120
第十一节　肾移植…………………… 121
第十二节　肾脏穿刺………………… 122

第十一章　皮肤与性传播疾病 ………… 123
　第一节　湿疹 ………… 124
　第二节　带状疱疹 ………… 125
　第三节　脱发 ………… 126
　第四节　性传播疾病 ………… 127
　第五节　艾滋病 ………… 129

第十二章　生殖系统疾病 ………… 131
　第一节　子宫肌瘤 ………… 132
　第二节　卵巢囊肿 ………… 133
　第三节　痛经 ………… 134
　第四节　妇科炎症 ………… 135
　第五节　宫颈癌 ………… 136
　第六节　月经不调 ………… 137
　第七节　异常子宫出血 ………… 138
　第八节　经前期综合征 ………… 139

第十三章　优生优育 ………… 141
　第一节　孕期保健 ………… 142
　第二节　宫外孕 ………… 144
　第三节　流产 ………… 145
　第四节　早产 ………… 146
　第五节　妊娠期心脏病 ………… 147
　第六节　妊娠高血压 ………… 149
　第七节　妊娠糖尿病 ………… 151
　第八节　出生缺陷 ………… 152
　第九节　男性不育症 ………… 153
　第十节　女性不孕症 ………… 155
　第十一节　阴道分娩 ………… 157
　第十二节　剖宫产 ………… 159

第十四章　急救与创伤 ………… 161
　第一节　心肺复苏 ………… 162
　第二节　气道阻塞 ………… 164
　第三节　溺水 ………… 166
　第四节　骨折 ………… 167
　第五节　中暑 ………… 168
　第六节　烫伤 ………… 169
　第七节　冻伤 ………… 171
　第八节　触电 ………… 172
　第九节　农药中毒 ………… 173
　第十节　疼痛 ………… 174

第十五章　常见化验检查解读 ………… 175
　第一节　血常规 ………… 176
　第二节　尿常规 ………… 177
　第三节　血生化 ………… 179
　第四节　电解质 ………… 181
　第五节　凝血功能 ………… 183
　第六节　肿瘤标志物 ………… 184
　第七节　动脉血气分析 ………… 186

第十六章　健康促进医院建设 ………… 187
　第一节　概述 ………… 188
　第二节　组织管理 ………… 188
　第三节　健康环境 ………… 190
　第四节　无烟医院 ………… 191
　第五节　健康教育 ………… 193

参考文献 ………… 198

第一章
呼吸系统疾病

第一节 流 感

疾病介绍

流行性感冒(简称流感)是由流感病毒引起的急性呼吸道传染病,传染源主要为流感患者和隐性感染者,通过空气飞沫和直接接触传播导致患病。患者通常有畏寒、高热(可达 39～40 ℃)、头痛、头晕、全身酸痛、乏力等中毒症状,可伴有咽痛、流涕、流泪、咳嗽等呼吸道症状。

如果怀疑是流感,要立即去医院诊治。检查项目主要有:血常规、肝肾功能电解质、胸片或胸部 CT、流感病毒检测等(包括但不限于这几项)。流感是病毒感染,在无明显细菌感染依据的情况下,一般不要盲目使用抗生素。充分休息,充足睡眠,及早使用抗病毒药物(如奥司他韦),积极对症支持及治疗并发症有助于早期康复。

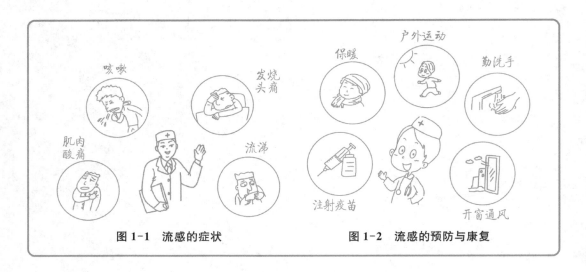

图 1-1 流感的症状　　　　图 1-2 流感的预防与康复

预防与康复

1. 流感流行具有一定的季节性,我国北方常发生于冬季,而南方多发生在冬夏两季。预防流感建议在流行期间,减少大型集会及集体活动,接触患者时应戴口罩。

2. 流感具有很强的传染性,应适当隔离患者,对公共场所加强通风并进行空气消毒。

3. 年龄大于 65 岁、患有慢性肺或心血管系统疾病的成人以及孕妇等易感流感的高危人群建议接种流感疫苗。

4. 早期应用抗流感病毒药物(如奥司他韦)能有效改善症状,缩短病程和减少并发症。

5. 平时多饮水,注意营养、休息,加强锻炼。

第二节 肺 炎

疾病介绍

　　肺炎是指肺部(包括终末气道、肺泡和肺间质)的炎症。肺炎可由细菌、病毒、真菌、寄生虫等致病微生物引起,放射线、吸入性异物也能引起。主要症状为发热、咳嗽、咳痰、气急、呼吸困难以及肺部啰音等。肺炎的检查主要有血常规、炎性指标、胸片或胸部 CT、痰病原学检查等。电子纤维支气管镜检查越来越多地被应用到肺炎的诊断和治疗中,既可以帮助诊断和鉴别疾病、明确病因,还可以进行吸痰、灌洗、扩张支气管等治疗。肺炎的治疗主要是针对相应的病原菌进行抗感染治疗。同时休息、必要的吸氧、排痰也很重要。

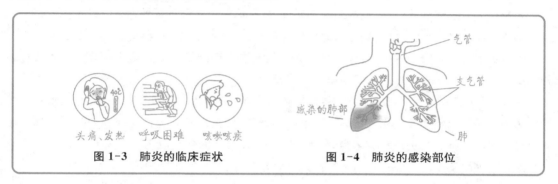

图 1-3　肺炎的临床症状　　　　　　图 1-4　肺炎的感染部位

预防与康复

　　1. 老年人感染肺炎可能无发热、咳痰等典型症状,万不可麻痹大意,若感觉胸闷、乏力等不适,需立即就医。

　　2. 肺炎患者应卧床休息、高质量饮食、积极排痰,必要时吸氧,同时还需要遵医嘱进行抗感染治疗。

　　3. 免疫力下降是肺炎的诱发因素,因此,适当体育锻炼、健康饮食、规律作息等良好的生活习惯有利于增强免疫力,有助于预防肺炎的发生。

　　4. 体弱的儿童和成年人、大于 60 岁的老年人、反复发生上呼吸道感染(包括鼻窦炎、中耳炎)的儿童和成年人等,建议接种肺炎疫苗和(或)流感疫苗以减少感染肺炎的机会。目前应用的多价肺炎链球菌疫苗,可有效预防 85%～90% 的肺炎链球菌感染。

　　5. 据统计,70% 的肺炎病人在发病前都有上呼吸道感染的病史,因此在冬春季呼吸道感染高发季节,减少去密闭空间人员密集的场所,及戴口罩等防护措施有利于预防上呼吸道感染以及肺炎。

第三节 冠状病毒肺炎

疾病介绍

冠状病毒是一个大型病毒家族,既往已知感染人的冠状病毒有6种,可引起普通感冒乃至中东呼吸综合征(MERS)和严重急性呼吸综合征(SARS)等较严重疾病。2019年年底爆发的新型冠状病毒是以前从未在人类中发现的一种新毒株,即第7种。

人感染新型冠状病毒的常见症状有发热、咳嗽、乏力等,少数会有鼻塞、流涕、咽痛、腹泻等症状。病情继续加重会出现气短和呼吸困难等。在较严重病例中,感染可导致肺炎、严重急性呼吸窘迫综合征、肾衰竭,甚至死亡。

如果病人有上述症状,且有疫区旅游史或确诊/疑似病人接触史可列为疑似冠状病毒感染。

临床诊断标准:上述症状+疫区旅游史或确诊/疑似病人接触史+典型肺炎影像表现。

确诊标准:呼吸道标本或血液标本RT-PCR检测冠状病毒核酸阳性;或者呼吸道标本或血液标本病毒基因测序与上述已知冠状病毒高度同源。

治疗:目前无有效的针对病原体的抗病毒药物。以卧床休息、密切监测、隔离治疗、对症支持治疗为主。重症者予呼吸支持[氧疗、高流量鼻导管氧疗、无创呼吸支持、有创呼吸支持、体外膜肺氧合(ECMO)等]、循环支持(体液复苏、稳定血压、改善微循环)、改善肾功能(利尿、血液净化等)、纠正酸碱平衡紊乱、提高免疫力、纠正凝血功能障碍、心理疏导等。

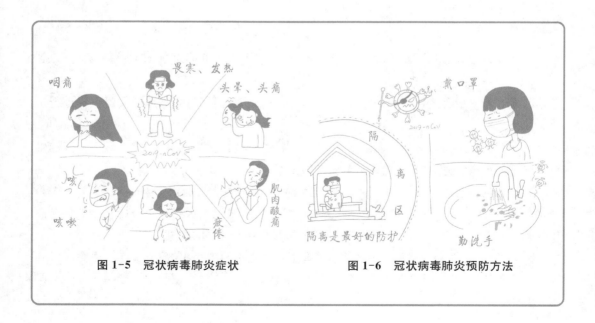

图1-5 冠状病毒肺炎症状   图1-6 冠状病毒肺炎预防方法

预防与康复

1. 手的卫生尤其重要。接触其他物品或人员之后用肥皂洗手。在洗手之前不要用手接触面部和眼睛。

2. 尽量不出门。如果必须出门的话，要戴口罩，首选 N95 口罩，如果没有，可用普通口罩。病毒大多数是黏附在飞沫中的，口罩对飞沫有一定的阻止作用，阻止了飞沫即可阻止大部分病毒。不去人员密集场所。

3. 保证充足睡眠。充足的睡眠是提高免疫力最直接有效的方法。

4. 保持房间干净、通风；多喝水，适当运动，提高免疫力。

5. 尽量不要去医院。如果发高烧、浑身不适、呼吸困难，尽快去医院就诊；如果是普通感冒，如鼻塞、流涕等尽量不要去医院，以避免在医院被感染。

6. 不要恐慌，注意缓解紧张情绪，减轻心理压力。

7. 如果不慎接触了疫区人员或者疑似病人，应立即实事求是上报自己的接触情况，并主动自我隔离并每天汇报。

8. 野生动物有可能传播不明病原菌，不猎杀、不贩卖、不购买、不食用野生动物；遇到猎杀、贩卖、购买、食用野生动物的情况，要勇于举报。

9. 不信谣不传谣。相信政府，相信医生，科学防治。

10. 接种新型冠状病毒疫苗。

第四节　支气管扩张

支气管扩张是由于支气管及其周围肺组织慢性化脓性炎症和纤维化,使支气管壁的肌肉和弹性组织破坏,导致支气管变形及持久扩张。典型的症状有慢性咳嗽、反复肺部感染、咳大量脓痰和咯血。高分辨 CT(HRCT)可以确诊支气管扩张。支气管扩张的治疗主要有祛痰、排痰、抗感染、提高免疫力等。对于反复复发、长期不愈且病变局限于单个肺叶或一侧者,可考虑手术切除。

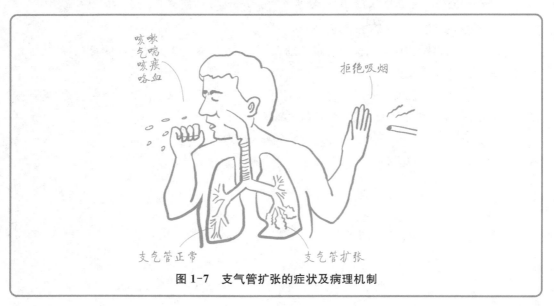

图 1-7　支气管扩张的症状及病理机制

预防与康复

1. 支气管扩张的主要病因是支气管-肺组织感染和支气管阻塞。因此,当健康人发生肺部感染时应积极治疗,防止肺内积痰和长期感染破坏气管壁。

2. 如果有先天性支气管扩张,应积极治疗原发病。在出现肺部症状(如感染、咯血)时积极治疗。注意:咯血很危险,出现咯血一定尽快去医院,不可拖延时间。

3. 避免吸烟和二手烟,雾霾天气时尽量避免外出。

4. 适当体育锻炼。

5. 遵医嘱继续服药治疗,包括抗感染、化痰和舒张支气管药物;定期复查。

6. 饮食:采用高热量、高蛋白、富含维生素的饮食。

第五节 肺 脓 肿

疾病介绍

肺脓肿是由多种病原体所引起的肺组织化脓性病变，早期为化脓性肺炎，继而肺组织进一步坏死、液化，形成脓肿。其病原体主要是厌氧菌。根据其感染途径，可以分为吸入性肺脓肿、继发性肺脓肿、血源性肺脓肿三类，多发生于壮年，男性多于女性。肺脓肿主要的临床特征为高热、咳嗽和咳大量脓臭痰。

根据口腔手术、昏迷呕吐、异物吸入，以及急性发作的畏寒、高热、咳嗽和咳大量的脓臭痰等病史，结合特征性的血液学检查和胸部 X 片或 CT 征象，可做出肺脓肿的诊断。

肺脓肿的治疗主要有：加强抗感染治疗，脓肿引流，祛除或治疗原发病灶；如果形成慢性脓肿，且抗生素治疗效果不佳时可考虑手术切除病灶。

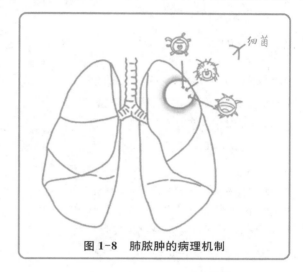

细菌

图 1-8 肺脓肿的病理机制

预防与康复

1. 肺脓肿的发生与上呼吸道的慢性感染以及口腔卫生条件密切有关，预防肺脓肿应积极防治该类感染以及清洁口腔。

2. 肺脓肿患者应卧床休息，室内应保持空气流通，及时排除痰液腥臭气味。

3. 患者应做好口腔护理，可用生理盐水漱口，清除口臭，及时倾倒痰液。痰杯加盖并每日清洗消毒一次，痰杯内可放置消毒液，以达到消毒和去除臭味的目的。

4. 脓肿的肺组织，在全身消耗严重的情况下修复困难，患者应选用高热量易消化的半流饮食，少油腻，忌辛辣食品，多吃水果。

5. 病人应注意保持皮肤的清洁，经常更换衣被，以保持舒适的休养环境。更换衣被时要关闭门窗，防止着凉感冒，加重病情。

6. 糖尿病及免疫力低下的病人易发生肺脓肿。控制血糖及提高免疫力是此类病人预防肺脓肿的关键。

第六节 肺 结 核

结核病是由结核分枝杆菌引起的慢性传染病,可侵及许多脏器,肺结核发生率最高,其他常见的还有骨结核、肠结核、皮肤结核、淋巴结结核等。

肺结核起病可急可缓,多见午后低热、潮热盗汗、乏力、胃口差、逐渐消瘦、女性月经失调等;呼吸道症状有咳嗽、咳痰、咯血、胸痛、不同程度胸闷或呼吸困难等。

诊断依靠结核病人接触史、临床症状、实验室检查结果综合判断。其中痰结核菌抗酸染色或培养阳性最为重要。如果痰里发现结核菌,说明具有高度传染性,与之接触的人需加强预防。药物治疗是关键。必须到当地传染病医院接受正规的足疗程治疗。

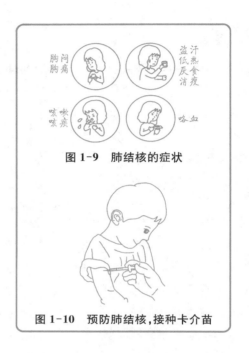

图 1-9 肺结核的症状

图 1-10 预防肺结核,接种卡介苗

预防与康复

1. 及时发现传染源。我国是结核大国,需加大筛查力度,及时发现传染源,一旦发现有患者,应立即送至专门的医院接受正规治疗。

2. 远离传染源。空气传播是肺结核的主要传播途径,排菌者为肺结核重要的传染源。当肺结核患者咳嗽、打喷嚏、大声说话时,结核菌从呼吸道排出,悬浮在飞沫中,当带有结核菌的飞沫被健康人吸入时,他就有可能感染上肺结核。所以,我们在接触开放性肺结核病人时要做好充足的防护,如戴口罩,不共用私人物品,接触后清洁洗手等。

3. 增强自身免疫力。人体感染结核菌后不一定发病,但当人体由于熬夜、精神压力过大、患有艾滋病等原因导致自身免疫力降低时,就可能引起发病。因此增强体质可降低发病概率。

4. 如果得了肺结核,需在专门医疗机构的医生管理下,遵循"早期、规律、适量、联合、全程"的"十字"方针治疗。

5. 全民接种卡介苗。

6. 肺结核病人应选择高蛋白、高热能食物。

第七节 慢性阻塞性肺疾病

疾病介绍

　　慢性阻塞性肺疾病(简称慢阻肺,COPD)是一种常见的、可以预防和治疗的疾病,其特征是持续性的呼吸系统症状(咳嗽、咳痰、喘息)和气流受限。病情进一步加重会引发肺心病和呼吸衰竭。

　　吸烟是慢阻肺最重要的危险因素。根据吸烟等高危因素史、临床症状和体格检查等资料,结合肺功能检查确定持续性气流受限,同时排除其他疾病,即可明确诊断为慢阻肺。

　　慢阻肺分为稳定期和急性加重期。稳定期治疗主要是戒烟、康复锻炼、长期家庭氧疗、预防感冒和呼吸道感染,规律吸入支气管舒张剂非常有必要。急性加重期需在上述治疗的基础上加强通气和抗感染治疗。

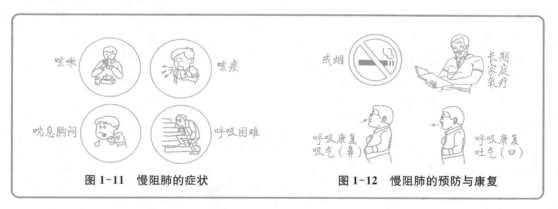

图 1-11 慢阻肺的症状　　　　图 1-12 慢阻肺的预防与康复

预防与康复

　　1. 戒烟是预防慢阻肺最重要的措施,在疾病的任何阶段戒烟都有助于防止慢阻肺的发生和发展。

　　2. 控制环境污染包括室内空气污染,减少有害气体或者有害颗粒的吸入有利于慢阻肺的预防。

　　3. 积极防治婴幼儿和儿童期的呼吸系统感染、哮喘等疾病有利于预防慢阻肺的发生。

　　4. 对于有慢阻肺高危因素的人群(高污染环境作业人员、吸烟人员、上呼吸道感染人员等),应定期进行肺功能的检测,以尽可能早期发现慢阻肺并及时予以干预。

　　5. 适当进行体育锻炼,增强体质,可帮助改善慢阻肺病人的一般状况。

　　6. 如果已经患有慢阻肺了,请务必遵医嘱规律吸入支气管舒张剂,同时进行呼吸康复训练,如果存在缺氧,需准备家用制氧机,进行长期家庭氧疗。

第八节　肺动脉高压

疾病介绍

　　肺动脉高压指肺动脉压力升高超过一定界值的一种状态,可导致右心衰竭,甚至死亡。具体诊断标准是:海平面静息状态下,右心导管检测肺动脉平均压≥25 mmHg。

　　引起肺动脉高压的病因很多,主要有慢性肺缺血缺氧性疾病(如慢阻肺)、肺血管疾病(如肺栓塞、肺动脉病变)、心脏疾病(如先天性心脏病、心脏瓣膜病)等。

　　肺动脉高压早期无明显症状,随着病情发展,会出现呼吸困难、疲劳、乏力、运动耐量减低,偶有晕厥、心绞痛或胸痛、咯血等。晚期会出现右心衰的症状,如食欲不佳、恶心、呕吐、上腹胀痛,双下肢水肿,口唇、指尖发绀等。

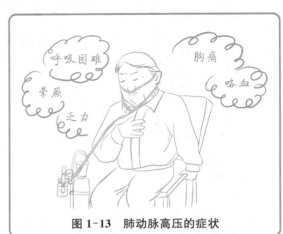

图 1-13　肺动脉高压的症状

　　肺动脉高压的治疗主要有:

　　1. 一般治疗,如康复运动和运动训练,避免怀孕,预防呼吸道感染,抗凝治疗,利尿治疗,吸氧等。

　　2. 药物治疗,波生坦、安立生坦、西地那非、伊洛前列素等。

　　3. 病因治疗,如治疗肺栓塞、慢阻肺、先天性心脏病、心脏瓣膜病等。

预防与康复

　　肺动脉高压一旦形成,治疗很困难,因此预防是关键。

　　1. 健康生活,戒烟、限酒、慎用减肥药。

　　2. 对于高危人群(容易发展为肺动脉高压的人群),比如患先天性心脏病、心瓣膜病、慢性肺部疾病、慢性肺栓塞、服用减肥药、风湿免疫疾病者,家族中有特发性肺动脉高压或遗传性肺动脉高压病史者,应积极治疗原发病,同时注意监测,及时发现和治疗肺动脉高压。

　　3. 对于已患有肺动脉高压者,应遵医嘱积极治疗,避免怀孕、重体力活动、呼吸道感染等加重肺动脉高压病情的因素。

　　4. 特别强调两点:(1)有些减肥药可引起肺动脉高压,慎用减肥药;(2)肺动脉高压患者应避免妊娠,如果不慎怀孕,请咨询医生,做必要的处理。

第九节 支气管哮喘

疾病介绍

哮喘是一种慢性气道炎症性疾病,全称支气管哮喘。主要症状是发作性的喘息,胸闷,咳嗽。哮喘是可以控制的,但是不能根除。

哮喘治疗应采取综合治疗手段,包括:避免接触过敏原及其他哮喘触发因素,规范化的药物治疗(主要为吸入药物),特异性免疫治疗及患者教育。

哮喘的诊断主要靠肺功能检查和支气管舒张或收缩试验。检测呼出气一氧化氮浓度有利于判断哮喘的严重程度及药物选择。

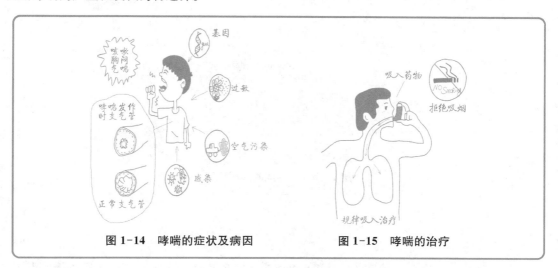

图 1-14　哮喘的症状及病因　　　　图 1-15　哮喘的治疗

预防与康复

1. 戒烟,避免雾霾及有害气体和其他有害颗粒的吸入。

2. 避免接触过敏原。如花丛、厨房油烟,食用海鲜食物需谨慎。

3. 积极治疗鼻炎及过敏性疾病。

4. 增强体质,预防感冒。如果有呼吸道感染,尽早治疗。

5. 其他药物使用需谨慎,避免药物诱发哮喘。

6. 重视哮喘管理,做到自我管理、定期复查,医患配合、减少复发。

7. 遵医嘱规律吸入药物。哮喘吸入药物常见的有舒利迭、信必可、启尔畅。

8. 哮喘急性发作非常危险,因此哮喘患者要随身携带急救吸入药物,如沙丁胺醇吸入剂。但请注意,这种药物仅可用于哮喘的临时急救,不适合长期使用,具体治疗方案需到正规医院咨询呼吸科医生。

第十节 肺栓塞

疾病介绍

肺栓塞是指各种栓子(如血栓、空气脂肪、羊水、肿瘤脱落等)堵塞肺动脉主干或者其分支,造成肺局部缺血或肺循环障碍,从而引起的一系列临床综合征。最常见的是血栓栓塞。临床典型症状包括呼吸困难、剧烈胸痛、咯血、发热。

检查:肺动脉CT造影可以明确诊断。

治疗:肺动脉栓塞是非常危险的,需立即到最近的医院救治。医生会迅速评估病情,诊断明确后根据情况采取保守治疗、溶栓治疗或手术治疗。

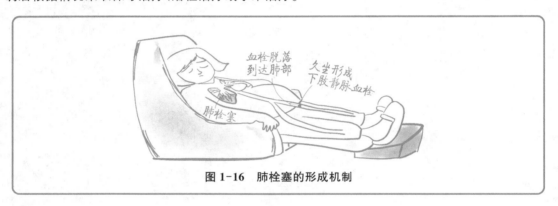

图 1-16　肺栓塞的形成机制

预防与康复

1. 任何利于血栓形成的病理状态都有可能引发肺栓塞。长期静坐(如长时间卧床、长时间乘车乘飞机、长时间打牌打麻将)、肿瘤、心脏病、创伤骨折、肥胖、妊娠或口服避孕药,以及原先有下肢静脉血栓的情况都可能促使肺栓塞发生。

2. 预防肺栓塞最重要的是预防深静脉血栓形成,避免久坐久站,提倡多活动。如乘车乘飞机、打牌打麻将中间每隔一两个小时起身活动几分钟。

3. 卧床的病人要尽可能早期下床活动,能够有效促进下肢静脉血液回流,减轻血流瘀滞。

4. 肺栓塞非常危险,一旦有胸痛、胸闷、咯血、呼吸困难这些症状,须立即将患者送往医院紧急就医。

第十一节 气　胸

疾病介绍

　　胸膜腔是肺与胸壁之间的腔隙。正常情况下,胸膜腔内没有气体,为一密闭的潜在性腔隙,当气体进入胸膜腔造成积气状态时,称为气胸。按照发病原因,气胸可分为自发性气胸、外伤性气胸和医源性气胸三类,自发性气胸又可分为原发性和继发性,前者发生于无基础肺疾病的健康人身上,后者常发生在有基础肺疾病的病人身上。大多数气胸起病急骤,患者突感一侧胸痛,针刺样或刀割样,持续时间短暂,继之胸闷并呼吸困难。

　　胸片、CT 等影像学检查是诊断气胸的重要方法。

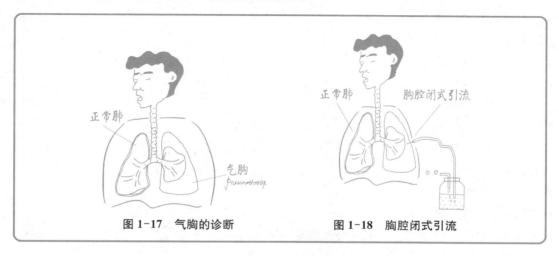

图 1-17　气胸的诊断　　　　　　图 1-18　胸腔闭式引流

预防与康复

　　1. 气胸治疗的原则是促进患侧肺复张、消除病因及减少复发。

　　2. 由于肺内毛细血管每日可自行吸收胸腔内的小部分气体,因此对于稳定型的小量气胸,首次发作的、肺萎陷在 20% 以下、症状较轻的闭合性气胸可以采用严格卧床休息、吸氧的方法保守治疗。

　　3. 呼吸困难明显、肺压缩程度较重的患者,尤其是张力型气胸患者,可采取胸膜腔穿刺临时抽气或放置胸腔闭式引流装置持续排气。

　　4. 气胸比较容易复发,患者要注意休息,治疗期间及治愈后一两周内尽量少运动或不要激烈运动。未查明原因的自发性气胸患者,治愈后应尽量避免从事负重或剧烈的体育运动。

　　5. 气胸患者应注意保暖,避免受凉感冒,防止肺部感染,使病情恶化。

　　6. 气胸患者宜采用高蛋白、高维生素饮食,促进机体的恢复。

第十二节 肺 癌

疾病介绍

肺癌,又称为支气管肺癌,是男性发病率和死亡率第一位、女性发病率和死亡率第二位的肿瘤。目前认为吸烟是肺癌最重要的危险因素。肺癌的临床表现主要为咳嗽、痰中带血或咯血、胸痛、胸闷、气急、声音嘶哑等。肺癌早期临床表现多不明显,推荐高危风险的人群常规进行肺部低剂量螺旋 CT 筛查。

肺癌的诊断主要依靠胸部 CT 发现,电子纤维支气管镜活检或经皮肺穿刺活检行病理检查确诊。肺癌的治疗方案有很多种,如果是早期没有转移,可以手术切除,或者手术切除并辅助化疗;对于晚期已经广泛转移的患者,一般不能手术,可以根

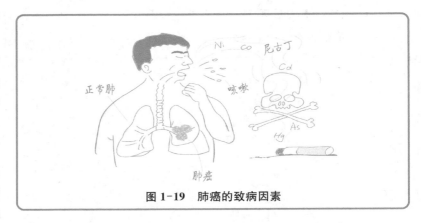

图 1-19 肺癌的致病因素

据具体情况选择化疗、放疗、化疗并放疗;如果存在基因突变,靶向治疗是比较好的选择,如果靶向治疗无效或者一段时间后出现耐药,可以再选择化疗。

预防与康复

1. 积极控烟,避免主动吸烟及被动吸烟,减少烟草暴露是预防肺癌的最有效的途径。

2. 大气污染、室内空气污染等环境因素与肺癌的发生率成正相关关系,保护环境是降低肺癌发病率的重要措施。

3. 许多职业致癌物(石棉、化工气体、电离辐射等)增加肺癌发病率已经得到公认,应尽量减少职业暴露,采取戴口罩、面罩等防护措施。

4. 良好的生活习惯,科学的饮食,适当增加食物中的蔬菜、水果等,可以增强机体的免疫能力,从而降低肺癌发生可能性。

5. 肺癌的筛查和早期诊断十分重要,因此,定期的健康体检必不可少,以此做到疾病的早期诊断、早期治疗。

第十三节　阻塞性睡眠呼吸暂停低通气综合征

阻塞性睡眠呼吸暂停低通气综合征(OSAHS)是一种睡眠呼吸疾病,临床表现有夜间睡眠打鼾伴呼吸暂停和白天嗜睡。OSAHS是由于上气道的狭窄、塌陷和阻塞造成的。肥胖的人群更容易发生。

主要症状有:睡眠打鼾伴反复呼吸暂停,白天嗜睡,夜尿增多,头痛;长期还会引起全身多器官的缺氧损伤,如心脑血管损伤、肾脏损伤、高血压、冠心病、脑梗、脑出血、糖尿病等。

多导睡眠监测是诊断OSAHS最重要的方法,该检查可判断疾病严重程度,评估患者的睡眠结构,睡眠中呼吸暂停、低氧情况,以及心电、血压的变化。

基础治疗必不可少,包括:(1)加强锻炼,适当减肥;(2)睡前忌酒、忌服安眠药;(3)戒烟,减少呼吸道刺激;(4)调整睡眠姿势,尽量侧卧位睡眠。

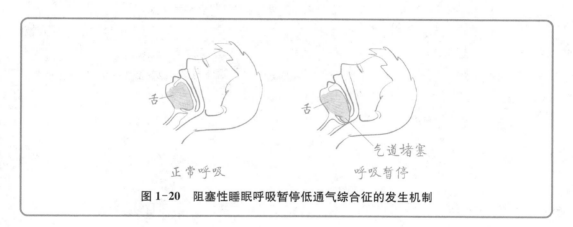

图1-20　阻塞性睡眠呼吸暂停低通气综合征的发生机制

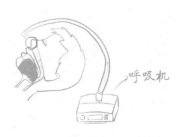

图1-21　阻塞性睡眠呼吸暂停低通气综合征的呼吸机治疗

治疗上,持续气道正压通气治疗,也就是家用呼吸机治疗,是首选治疗方案。呼吸机提供持续的正压,可以使闭塞的气道打开。其他治疗方式还有口型矫正器治疗,即牙托,可以使下颌前移,上气道开放,仅对轻、中度患者有效。外科手术一般不做首选。对于存在以下外科手术指征的,可以行外科手术治疗:悬雍垂肥大,扁桃体、腺样体肿大,或鼻息肉,鼻中隔严重偏曲。

预防与康复

1. 如果睡眠时有打鼾憋气,尽早去医院进行睡眠呼吸监测,根据监测结果和病人情况选择个体化治疗方案。

2. 阻塞性睡眠呼吸暂停低通气综合征是一种慢性全身损伤性疾病,会引起多器官损伤,不可认为是"睡得香"而不去治疗。

3. 睡眠呼吸暂停患者容易发生嗜睡,对于从事高空作业、驾驶工作的人群更要定期监测,以免由于疾病引发事故。

4. 由于大部分睡眠呼吸暂停病人都比较肥胖,建议保持良好的生活方式,合理控制体重,如多运动、多吃蔬菜瓜果,少吃大鱼大肉。

5. 持续气道正压通气治疗(家用呼吸机治疗)是《阻塞性睡眠呼吸暂停低通气综合征诊治指南(2011年修订版)》推荐的首选治疗方法,请遵从医嘱,坚持使用。

6. 使用呼吸机治疗之前,需在医生指导下进行压力滴定,了解患者对呼吸机的耐受情况、治疗压力、治疗效果。

7. 对用"特效药物""刺激仪""红外仪""喷雾药"均无明确疗效或具有严重副作用的患者,不建议使用。

第十四节 肺小结节

肺结节为小的局灶性、类圆形、在影像学上表现为密度增高的阴影(直径小于 3 cm),可有一个或者多个。

肺内很多疾病都会形成结节,良性的如感染(主要有细菌、真菌、结核)和炎症,恶性的有肺癌、淋巴瘤等。

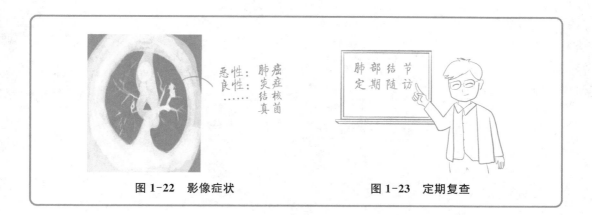

图 1-22　影像症状　　　　　图 1-23　定期复查

预防与康复

1. 肺小结节形成的原因是多种多样的,但只有极少部分的肺部小结节可能是肺癌或者癌前病变,这部分结节需要手术切除。因此,如果体检发现肺部有小结节,先不要担心,它不一定是癌。

2. 年龄在 40 岁以上,长期吸烟或被动吸烟的人,以及有肿瘤个人史或家族史的人群在体检中发现肺部有小结节时,需密切观察随访,必要时进行进一步的检查和治疗。

3. 如果高度怀疑肺癌,可以根据肺结节的不同位置采取支气管镜或 CT 超引导下经皮肺穿刺活检,进行病理诊断,必要时也可以直接胸腔镜微创手术切除。

4. 如果肺部小结节良性可能性比较大,但又不能完全排除肺癌时,患者应定期复查 CT。一般第一次复查 CT 为三个月后。如果三个月后复查结果显示结节没有增大或者缩小,可改为半年复查一次。再次复查后,结节仍然没有变化,则可改成每年复查一次 CT,直到观察结节的时间达到 3~5 y。

5. 若发现肺小结节,根据结节的大小、个数,患肺部疾病的风险性等多方面因素,定期复查频率也有一定区别(下表仅供参考)。

结节个数/直径	<6 mm	6～8 mm	>8 mm
单个	低风险:无须常规随访; 高风险:12 个月复查 CT	6～12 个月查 CT,18～24 个月后考虑再次复查 CT	考虑 3 个月内进行 CT 检查或组织活检
多发	低风险:无须常规随访; 高风险:12 个月复查 CT	3～6 个月查 CT,18～24 个月后考虑再次复查 CT	3～6 个月查 CT,18～24 个月考虑再次复查 CT

第十五节　胸腔积液

疾病介绍

　　胸膜腔为肺和胸壁之间的一个潜在性腔隙,正常情况下只有少量(5～15 mL)的滑液。胸膜腔内出现过多的液体称胸腔积液,简称为胸水。常见病因包括肺部或者胸膜的感染性疾病、恶性肿瘤、外伤手术、循环系统疾病、低蛋白血症等。主要临床表现为胸闷和呼吸困难等。

　　胸腔积液主要靠胸片、胸部 CT、胸部 B 超等检查确诊。确诊后可根据情况,在 CT 或 B 超引导下进行穿刺抽液。抽出来的胸腔积液一般进行常规、生化、感染指标、肿瘤指标等检测。

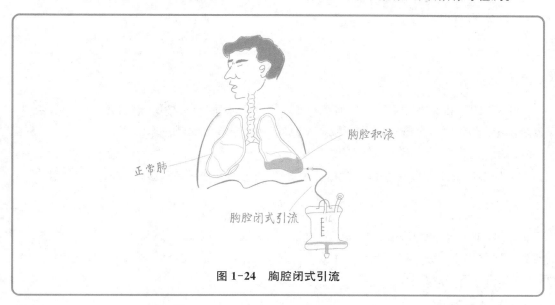

正常肺

胸腔积液

胸腔闭式引流

图 1-24　胸腔闭式引流

预防与康复

　　1. 胸腔积液不等于癌症,其成因是多种多样的,一些恶性肿瘤确实会引起胸腔积液,但是也有很多其他的炎症和感染会造成胸腔积液。

　　2. 胸腔积液常常是机体其他病症的伴发症状,预防胸腔积液最重要的一步,是积极治疗原发病,即治疗可能引起胸腔积液的病症,如肺部感染、心衰、肝硬化、肾病等。

　　3. 少量无症状胸水无须处理,大多数的胸腔积液可在 B 超下进行积液的测量,当积液过多时应结合临床症状,选用合适的治疗方法。

　　4. 若已产生胸腔积液,应遵医嘱治疗,定期复查,一旦出现胸痛、呼吸困难等症状立即到医院救治。

第十六节 胸腔穿刺

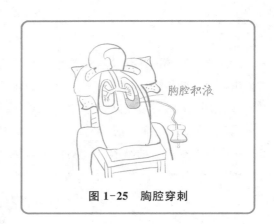

图 1-25 胸腔穿刺

操作介绍

胸腔穿刺是指用消毒过的针刺经皮肤、肋间组织、壁层胸膜穿刺进入胸膜腔的操作。在临床工作中,胸腔穿刺是常见、方便、简易的一种诊断和治疗方法。

需要做穿刺的疾病

1. 胸腔积液:对于原因不明的胸腔积液,可以通过胸腔穿刺抽取液体,进行相关检查,找到疾病的原因;对有大量积液而产生肺压迫症状者进行胸腔穿刺,排出其中过量的液体,减轻对肺脏的压迫。

2. 气胸:呼吸困难明显、肺压缩程度较重、张力型气胸患者或反复发作的气胸患者,需行肺穿刺排气治疗。

注意以下情况不能穿刺:(1)穿刺部位有炎症、肿瘤、外伤;(2)有严重出血倾向,大咯血,严重肺结核,严重肺气肿等。临床上为了挽救生命,有上述情况时可能也会告知病人,在权衡利弊之后选择是否进行胸腔穿刺。

胸腔穿刺前注意事项

1. 完善术前准备,伴有凝血时间延长、皮肤疾病或患者配合不良的情况需格外注意。

2. 需在超声或 CT 引导下进行穿刺的情况包括:胸腔积液范围小且分为多个小腔,患者呼吸功能储备不足,存在非典型放射学表现。

3. 穿刺过程中应避免咳嗽。

胸腔穿刺后注意事项

1. 穿刺完毕后采取舒适卧位,卧床休息 3～4 h。

2. 24 h 后才可洗澡。

第十七节 气管镜检查

操作介绍

气管镜,全名为电子纤维支气管镜。

气管镜检查:用一个末端带有冷光源镜头的可弯曲的管子通过鼻子或口腔进到肺的各个支气管里,看看里面病变的情况,必要时取出病变组织化验;气管镜可以进行相应的治疗。

需要做气管镜检查的情况有:(1) 不明原因的咯血;(2) 不明原因的哮喘;(3) 不明原因的慢性咳嗽;(4) 不明原因的声音嘶哑;(5) 不明原因的肺部感染;(6) 怀疑肺癌;(7) 肺不张;(8) 怀疑气管食管瘘。

需要做气管镜治疗的情况有:(1) 取支气管异物;(2) 清除气道分泌物;(3) 支气管局部止血;(4) 肺癌的局部治疗;(5) 引导气管插管;(6) 放置气管/支气管支架;(7) 对一些疾病进行肺泡灌洗。

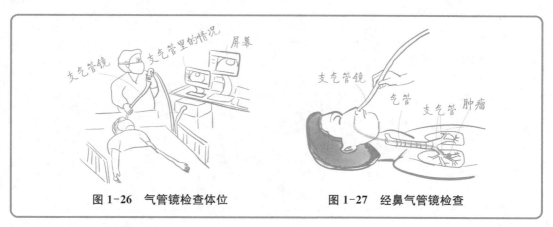

图1-26 气管镜检查体位　　　　图1-27 经鼻气管镜检查

气管镜检查前注意事项

1. 完善术前检查:凝血、血常规、心电图、监测血压,有呼吸功能不全者需行肺功能、血气分析检查。

2. 术前6～8 h禁食禁水。

3. 术前需行咽喉部的表面麻醉(由医生来做)。

气管镜检查后注意事项

1. 局部麻醉只需要回病房休息、吸氧,术后4 h内不喝水,6 h内不进食即可。

2. 全麻需要去枕平卧、绝对卧床,吸氧,心电监护;头偏向一侧,防止呕吐物误吸到肺;术后4 h内不喝水,6 h内不进食即可。

3. 遵医嘱进行原发疾病的相应治疗。

第十八节 肺功能检查

肺功能检查,是运用呼吸生理知识和现代检查技术探索人体呼吸系统功能状态的检查。肺功能检查是呼吸系统疾病(如哮喘、慢性阻塞性肺疾病、手术前评估)的必要检查之一,临床上主要用于:(1) 鉴别呼吸困难的原因,判断气道阻塞的部位;(2) 评估外科手术耐受力及术后发生并发症的可能性;(3) 健康体检、劳动强度和耐受力的评估;(4) 危重病人的监护等。肺功能检查是一种物理检查,对病人无损伤和痛苦,主要查看肺部功能性变化,与 X 线和 CT 检查查看器质病变不同。

肺功能常用检查项目:(1) 肺容量检查;(2) 支气管激发试验;(3) 支气管舒张试验;(4) 肺弥散功能检查;(5) 气道阻力检查;(6) 其他检查。

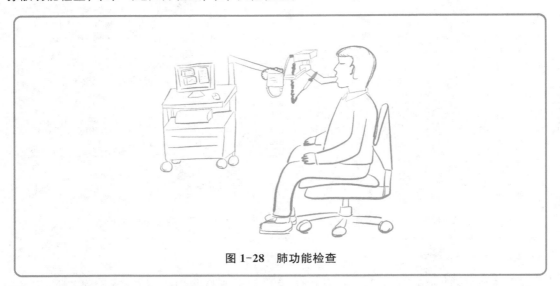

图 1-28 肺功能检查

肺功能检查注意事项

1. 受检者需了解检查的适应证与禁忌证。

2. 检查前需排除自身影响因素,如检查前向医生说明自身用药情况——支气管扩张剂、激素、抗过敏药物等。

3. 检查前测量身高和体重,记录年龄;听从医生安排,正式检查之前先演示 1～2 次,以熟悉检查流程和呼气、吸气要求。

4. 肺功能检查常采取坐位或者立位,仰卧位检查结果一般偏低。

第十九节 氧气疗法

操作介绍

氧气疗法,即利用各种方式将高于空气中浓度的氧气输送给人体,缓解或纠正机体缺氧状态,保证大脑、心脏等重要器官的氧供。其治疗原则是尽量以较低的吸氧浓度,达到提高血氧分压至安全水平而又不引起毒副作用的效果。

氧气疗法适应疾病:(1)临床证实的低氧血症疾病如慢阻肺;(2)急性低氧血症;(3)气胸;(4)急性心肌梗死;(5)麻醉或手术后全身情况尚未稳定;(6)一氧化碳中毒;(7)贫血等。

给氧方法:(1)鼻导管或鼻塞供氧;(2)经气管导管氧疗法;(3)面罩式给氧法(包括储氧面罩);(4)氧气帐法;(5)机械通气合并氧疗;(6)长期家庭氧疗。

长期家庭氧疗:慢阻肺、长期低氧血症病人需要在家每天长时间吸氧,称为长期家庭氧疗。长期家庭氧疗的目标:使患者在静息状态下,达到氧分压≥60 mmHg和(或)使氧饱和度升至90%。

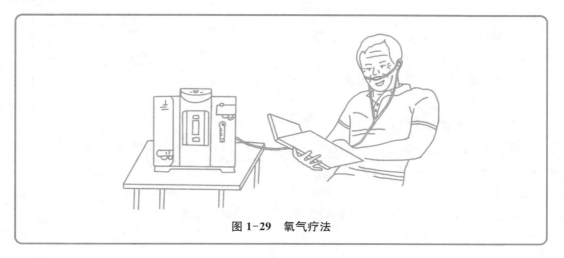

图 1-29 氧气疗法

氧气疗法注意事项

1. 氧气疗法只是一种对症疗法,并没有根除导致缺氧的原发疾病,因此氧气治疗的同时必须治疗引起血氧下降的原发病。

2. 为了保证足够的氧供应,还需注意心功能的维持和贫血的纠正。

3. 氧疗需注意防火,及皮肤黏膜损伤、二氧化碳潴留、氧中毒等氧疗并发症。

4. 氧疗用品均应定期消毒,吸氧管或面罩应专人专用。

5. 从压缩氧气瓶内放出的氧气,湿度常低于4%,应注意气体的湿化。

第二十节 雾化治疗

操作介绍

雾化治疗,即雾化吸入疗法,是利用气体射流原理,将水滴撞击成微小雾滴悬浮于气体中,形成气雾剂而输入呼吸道,进行呼吸道湿化或药物吸入的治疗方法,作为全身治疗的辅助和补充。与口服及静脉用药相比,雾化吸入因药物直接作用于病变器官,具有起效快、效果好、全身不良反应少、患者易接受等优点。

不同疾病的雾化选择:

(1)支气管哮喘:① 吸入性糖皮质激素;② 支气管舒张剂。

(2)慢阻肺:① 吸入性糖皮质激素;② 支气管舒张剂;③ 祛痰药。

(3)支气管扩张:支气管舒张剂。

(4)慢性支气管炎急性发作:① 吸入性糖皮质激素;② 支气管舒张剂;③ 祛痰药。

(5)激素敏感性咳嗽:吸入性糖皮质激素。

(6)感染后咳嗽:① 吸入性糖皮质激素;② 支气管舒张剂。

(7)呼吸机相关肺炎:尚无推荐。

(8)耳鼻喉相关疾病(包括急性咽喉炎、咽喉手术、鼻炎、鼻窦炎等):吸入性糖皮质激素。

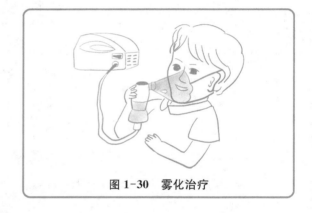

图 1-30 雾化治疗

(9)儿童雾化药物:① 吸入性糖皮质激素(仅用布地奈德);② 支气管舒张剂。

雾化治疗注意事项

1. 治疗时应做深吸气,使药液充分达到支气管和肺内。

2. 吸入前清洁口腔,清除口腔内分泌物和食物残渣。

3. 吸入后应漱口,清除咽部残留药物;用面罩者应洗脸,避免药物进入眼睛。

4. 吸入治疗时采取舒适体位,雾化稀释痰液后易刺激引起咳嗽,及时翻身排痰,保持呼吸道通畅。

5. 雾化吸入装置专人专用,使用前后应清洗干净,干燥保存。

第二章
心脏系统疾病

第一节 高血压

当我们用血压计测量任一上肢的血压,可得到收缩压(俗称上压)和舒张压(俗称下压);如果上压≥140 mmHg 和(或)下压≥90 mmHg,就是高血压了。

一般来说早期高血压无明显症状,时间久了可能会有头晕、头痛、视力模糊等表现;如果长期控制不佳,可能引起更严重的表现,如脑出血可致偏瘫,主动脉夹层可致命等。高血压是可防可控的,一部分人可找到病因,针对病因治疗后血压可完全正常;另一部分需要长期服药控制血压。有一点是确定的,控制好血压,其利远大于弊。

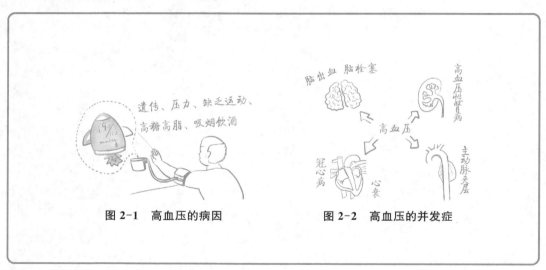

图 2-1 高血压的病因   图 2-2 高血压的并发症

预防与康复

1. 如果测出血压高,请一定要前往医院心内科,进一步排查和治疗病因。

2. 如果医生建议服药治疗,请一定要遵循医嘱,控制好血压的益处,远远大于吃药可能存在的副作用,况且现代降压药的副作用已微乎其微。

3. 健康的生活方式(减少熬夜,适当释放社会心理压力,适量锻炼运动,避免情绪过分激动)和健康的饮食习惯(避免过咸、腌制饮食,避免高脂高糖饮食,戒烟限酒,必要时补充叶酸)是保证血压正常的基础。

4. 对于肥胖人群,如果能减重 10 kg,血压通常可降低 5～20 mmHg。

5. 降压药种类很多,首选单药降压;听从医生嘱托,安全健康又有效。

第二节 冠 心 病

疾病介绍

冠心病,全称为冠状动脉粥样硬化性心脏病,是心脏的动脉出现了脂质斑块,管壁弹性下降,管腔狭窄甚至闭塞,导致心肌缺氧甚至坏死的心脏病。

当冠状动脉的血流不能满足心脏心肌的需要时,就会出现心肌的缺血缺氧,胸前区、胸骨后闷痛不适,有时伴有左侧前臂内侧、小指的麻木、疼痛,左侧牙齿的疼痛等。

一般而言,心肌缺血缺氧的程度和持续时间,与胸痛的程度和持续时间有直接相关性,暂时的缺血缺氧引起心绞痛,持续严重的缺血可能导致心肌坏死,即为心肌梗死。当然最严重的情况是心肌梗死,因其危害最大,可能致死,将在下节专门讲述。

冠心病的诊断主要依据有:典型症状、心电图、心肌标志物、核素心肌显像、超声心动图、冠状动脉 CT、冠状动脉造影等。

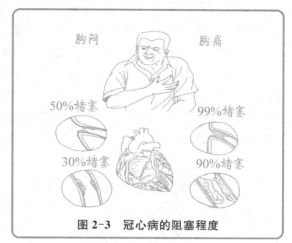

图 2-3 冠心病的阻塞程度

冠心病有很多危险因素,比如性别为男性、年龄在 40 岁以上、高脂血症、高血压、糖尿病、肥胖、吸烟、有家族史等;但冠心病仍是可防可控的,针对前述危险因素进行控制,及时诊断、治疗,都是有效的预防治疗手段。

预防与康复

1. 合理的膳食,包括减少高糖、高热量、高胆固醇食物的摄入,戒烟,限制饮酒和食盐。

2. 适当的体育活动(以不过多增加心脏负担和不引起不舒适感觉为准),和规律的生活习惯(避免熬夜,保证充分睡眠,劳逸结合,避免过分激动)。

3. 对于高血压、高血脂、糖尿病人群,须针对基础疾病接受正规、有效的治疗。

4. 如果出现胸闷、胸痛,务必前往医院心脏科就诊,医生会开立相应检查;如果确认是冠心病,应当遵从医嘱(部分人服药即可,但有些情况严重的需要接受手术治疗)。

5. 冠心病可防可控,但是不可逆转,在医生的指导下,可能终生不再进展;因此健康的饮食结构、生活习惯是基础,对医生医嘱良好的依从性尤其重要。

第三节　急性心肌梗死

疾病介绍

　　前面我们说到冠心病中有一种特别严重的情况,就是急性心肌梗死,是指由于冠状动脉完全闭塞、心肌细胞长时间缺血缺氧、坏死。表现为持续无法缓解的胸前区压榨样疼痛,有时甚至表现为上腹痛;发作期间可有恶心、呕吐、出汗、呼吸困难;有的患者可伴随左上肢的放射痛,或左侧牙痛;但少部分患者可能没有上述典型表现。

　　如果遇到上述情况,一定要立即前往附近医院就诊;医生会详细询问病情,并让患者接受必要的检查,尤其是心电图、血液指标等,常常还需每隔 4～6 h 复查心电图和血液指标。如果医生确诊是急性心肌梗死,需立即将闭塞的冠状动脉重新开通(我们称之为"心肌再灌注",包括支架治疗,后续章节会专门讲述),能够保证更多心肌细胞存活,保护心脏功能,保证生命安全。当然,与此同时还需要服用一些药物,这些都要在专业医生的指导下进行。对于老百姓,只要记住"时间就是生命",一旦胸痛持续超过 20 min,须立即就医。

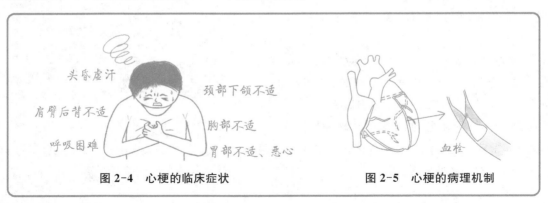

图 2-4　心梗的临床症状　　　　图 2-5　心梗的病理机制

预防与康复

　　1. 如果近期有活动后胸前区闷痛不适,须尽早去医院检查,看是否存在冠心病;如果为冠心病,应遵医嘱接受治疗,防止进一步出现急性心肌梗死。

　　2. 如果出现胸前区闷痛不适,须立即就医,时间就是生命。

　　3. 如果已经确诊急性心肌梗死,需尽早开通闭塞的冠状动脉,后续遵医嘱规律服药,不得擅自停药,否则可能再次心肌梗死。

　　4. 健康的生活方式(减少熬夜,适当释放心理压力,适量锻炼运动,避免情绪过分激动)和健康的饮食习惯(避免过咸、腌制饮食,避免高脂高糖饮食,戒烟限酒)对预防冠心病和急性心肌梗死非常重要。

　　5. 急性心肌梗死后,如果救治及时、规律服药并随访,可享受长期、有质量的生活。

第四节　心律失常

疾病介绍

我们正常人的心脏按照一定的规律和节奏进行跳动,就像钟摆一样,基本上每分钟跳动60～100次;如果心脏听诊、数脉搏或者心电图检查过程中,发现心跳、脉搏或心电图图形不规律,无论是频率太低或太高,都属于我们所说的"心律失常"。

一部分心律失常可能由甲状腺功能异常引起,一部分由于本身存在心脏的病变(如长期高血压、肥厚型心肌病、扩张型心肌病、酒精性心肌病、病毒性心肌炎等)引起,还有一部分可能没有确切的基础疾病。大多数心律失常不会产生严重的后果,通常可导致心慌、胸闷、气短等表现,但严重者也可能使人休克甚至猝死。

心律失常的诊断主要依靠心电图或24 h动态心电图检查,并且需要结合基础疾病。

绝大多数心律失常是可防可治的。如果发现心跳或脉搏不规律,或者有心慌、胸闷等表现时,应前往医院心内科就诊,接受医生建议的检查,明确具体心律失常类型,排查原因;根据情况接受随访、药物或电复律等治疗。对有些心律失常,如房颤、室上性心动过速等,建议前往大型医院接受射频消融手术治疗,效果立竿见影,比服用药物更安全、可靠。

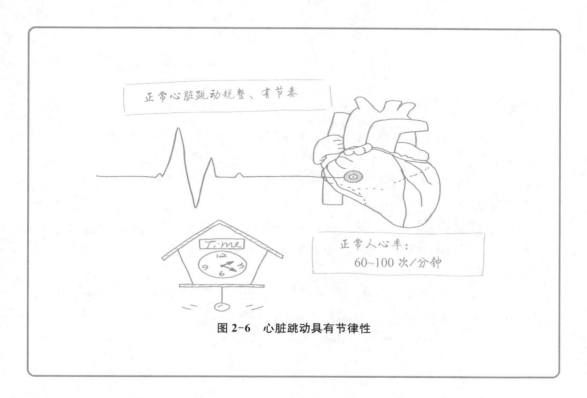

图2-6　心脏跳动具有节律性

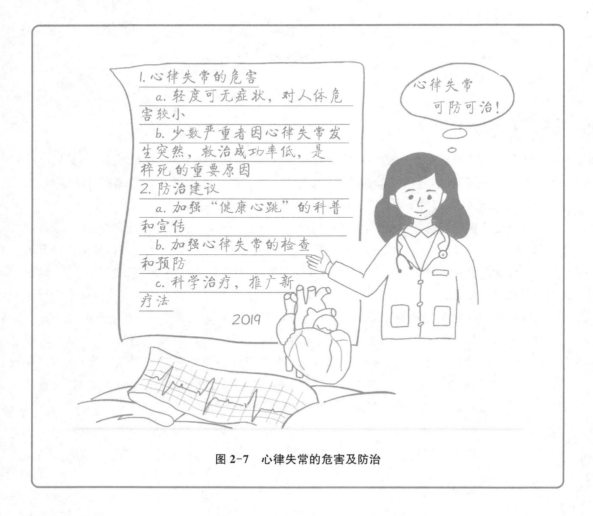

图 2-7 心律失常的危害及防治

预防与康复

1. 如果发现心跳或脉搏紊乱,请一定要前往医院心内科,进一步检查、排查原因。

2. 大部分心律失常不会致命,但请一定听从医生的建议,针对病因治疗,接受或定期随访,或药物,或电复律,或射频消融手术的治疗方案。

3. 需要记住的是,对于心跳快的心律失常,医生可以通过药物或射频消融手术治疗;但是对于心跳慢的心律失常,目前暂无药物治疗,只能通过心脏起搏的手术方式进行治疗。

4. 抗心律失常的药物有很多种类,它们能治疗心律失常,但也可能导致心律失常,因此遵从医嘱尤其重要。

5. 健康的生活方式(减少熬夜,适当释放社会心理压力,适量锻炼运动,避免情绪过分激动,避免饮用浓茶、咖啡等)可很大程度上降低某些种类心律失常的发作。

第五节 心脏瓣膜病

疾病介绍

我们常把人的心脏比喻成一座房子，它有四个"房间"，分别称为左、右心房和左、右心室，还有四扇"门"，分别是主动脉瓣、肺动脉瓣、二尖瓣和三尖瓣。这一节里，我们介绍的是"房间的门"出现的问题，统称为心脏瓣膜病。

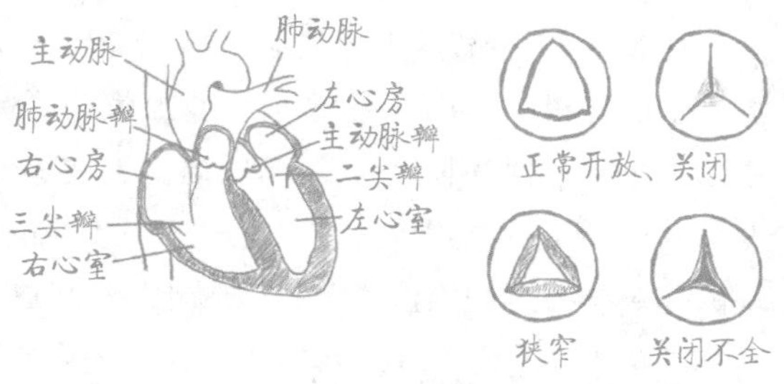

心脏瓣膜病的发生有很多原因，大体来说有老年退行性、风湿炎症性、黏液样变性和先天性等。不同的病因所侵犯的瓣膜不同。各种瓣膜问题的最终结局一般分为两种，要么是瓣膜狭窄，也就是门打不开；要么就是瓣膜关闭不全，也就是门关不严。心脏专科医生给患者体格检查时会拿听诊器听一听，可以大致判断有无瓣膜问题，而最敏感可靠的检查方法则是心脏超声检查。

轻度的瓣膜狭窄或关闭不全，一般不会产生明显症状；中度或重度的狭窄或关

图 2-8 心脏瓣膜病的病因机制

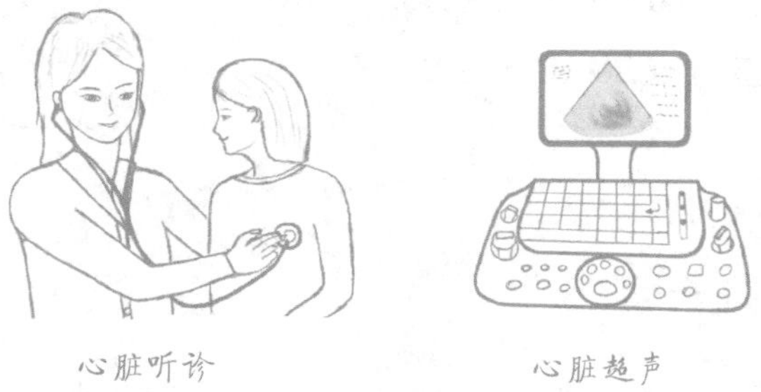

图 2-9 心脏瓣膜病检查方法

闭不全则可能造成心脏变大、心室壁变厚、心脏功能减退等，可能出现胸闷、胸痛、乏力、呼吸困难、黑矇甚至晕厥、猝死等，需要格外重视。接受外科换瓣手术或者内科微创介入换瓣手术是严重心脏瓣膜病的最佳解决方案。

预防与康复

1. 心脏瓣膜病的预防重点在于早期发现风湿炎症，及时有效接受抗风湿炎性治疗，可以避免风湿炎症因子侵害心脏瓣膜，造成瓣膜狭窄或关闭不全；其他类型的心脏瓣膜病一般没有预防措施。

2. 如果确实出现了心脏瓣膜的狭窄或关闭不全，药物只能缓解临床症状，不能解决根本问题；必要时应及时接受外科手术或者内科微创介入治疗，这是避免病情进一步严重的最有效办法。

3. 心脏瓣膜置换（包括开胸手术置换和微创置换）可有效治疗心脏瓣膜病。根据置换的瓣膜类型不同，有的瓣膜置换术后需要长期抗凝治疗。术后运动及康复应循序渐进，不可强行劳动；同时应定期随访，复查心脏彩超和凝血功能。

第六节　主动脉夹层

　　主动脉夹层，是各种原因导致的主动脉血管内膜撕裂，主动脉血管内的血液从撕裂口进入主动脉血管壁中，形成了真假两腔，并可能沿血管的长轴方向扩展，造成大范围的血管壁撕裂；如果撕裂至心脏根部，可能引起心脏本身血供无法保证，导致心肌梗死、心跳骤停；如果向下撕裂至腹主动脉水平，可能引起肝、肾、脾的血供无法保证，造成相应肝梗死、肾梗死、脾梗死等；如果向上撕裂至颈动脉，可能引起大脑缺血，进一步造成晕厥甚至脑卒中。主动脉夹层都会表现为突然出现的撕裂样持续的剧烈疼痛，疼痛范围大小往往提示病变范围大小。如果不及时诊治，48 h 内死亡率高达 50%，甚至超过 70%。主动脉夹层的治疗主要有吸氧、镇痛、控制血压、补充血容量，并且尽快行主动脉支架植入或开胸手术。

　　那如此可怕的疾病常出现在什么情况下？控制不好的高血压、严重的动脉粥样硬化都是主动脉夹层的重要危险因素。

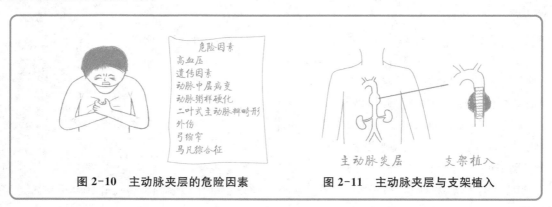

图 2-10　主动脉夹层的危险因素　　　　图 2-11　主动脉夹层与支架植入

预防与康复

　　1. 如果患有高血压，一定要及时就诊，根据医生建议进行降压治疗；因为控制不好的高血压，是大多数主动脉夹层的发病原因。

　　2. 如果出现突然的、剧烈的、持续的撕裂样胸前区或肩背部疼痛，应当立即赶往附近医院，医生会通过 CTA、心超或血管造影等检查手段进行评估，并可能建议外科紧急手术或血管科限期介入治疗。

　　3. 如果已经发生夹层，请一定要遵照医生的建议接受治疗，万不可迷信偏方秘方。

　　4. 如果接受治疗后幸运存活，一定要定期随诊，严格管理好血压，按照健康的生活方式生活。

第七节 心 肌 炎

疾病介绍

心肌炎，顾名思义，就是心肌发生了炎症。心肌炎大多数由病毒感染引起，当然细菌、真菌等其他微生物也可能引起心肌炎。轻症患者无任何症状，而重症患者可迅速发展为暴发性心肌炎，造成心源性休克、心跳骤停甚至猝死。因此了解心肌炎的症状，及时就医，极为重要。

心肌炎患者在发病前1～3周往往有病毒感染前驱症状，主要表现为发热、肌肉酸痛、全身倦怠等，或者恶心、呕吐等消化道症状；随后出现心悸、胸闷、胸痛、乏力、气喘、水肿、活动耐量降低等表现，严重的可出现心衰、晕厥甚至猝死。因此如果近期有感冒类似症状，随后出现心悸胸闷，应当重视，前往医院接受相应检查，及时医治。

心肌炎的诊断需结合心脏相关的症状、实验室检查、心电图异常、心肌坏死标志物升高、超声心动图的异常，并排除其他心脏疾病做出。心肌炎无特异的治疗方法，以卧床休息，减轻心脏负担和保护心肌为主。

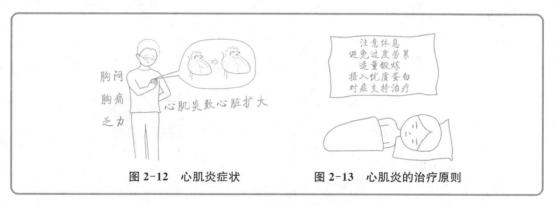

图 2-12 心肌炎症状　　　　图 2-13 心肌炎的治疗原则

预防与康复

1. 健康良好的生活习惯非常重要，平时要劳逸结合，多注意休息，避免过度劳累，避免长期熬夜工作；平时要适量锻炼，增强体质，饮食上多摄入优质蛋白，避免高脂高糖饮食，避免过度饮用浓茶、咖啡等；在流感爆发季节，要注意佩戴口罩，防止感染。

2. 如果近期有病毒感染等表现，更要注意休息，不可在此期间熬夜、酗酒、吸烟、过度疲劳，防止病毒进一步侵害心肌，造成心肌炎。

3. 如果近期有病毒感染等症状，随后出现心慌、心悸、胸闷、胸痛等不适，一定要及时前往医院就诊，避免病情进一步恶化或慢性化，甚至酿成悲剧。

4. 有些暴发性心肌炎，起病迅猛，非常凶险，甚至需要最高级别的医疗干预手段进行救治；有些甚至是无法挽救的。因此良好的生活习惯、注重劳逸结合非常重要，预防才是第一位的。

第八节　先天性心脏病

疾病介绍

先天性心脏病,顾名思义就是在胎儿时期发育异常引起的、出生时即存在的心脏疾病;简单来说就是心脏或大血管上有缺孔或异常连通,或心脏瓣膜发育不正常等,称为"先心病"。

严重的先心病,在胚胎早期就可能自然流产;存活至成人的先心病,常见有房间隔缺损、室间隔缺损、动脉导管未闭等,一般女性多于男性。

房间隔缺损(ASD)简称房缺,是两个心房之间存在缺口,使血液可以在心房之间相互流动(正常情况下是完全分隔的),是最常见的成人先天性心脏病。

室间隔缺损(VSD)简称室缺,是两个心室之间存在缺口,使血液可以在心室之间相互流动(正常情况下是完全分隔的)。

先心病可能毫无症状,也可能有胸闷、气喘、心悸、口唇发绀等症状,表现轻重不一,与病变严重程度相关;患者需长期随访,多数需要微创介入治疗或外科手术治疗,治疗后患者寿命和生活质量可明显改善。

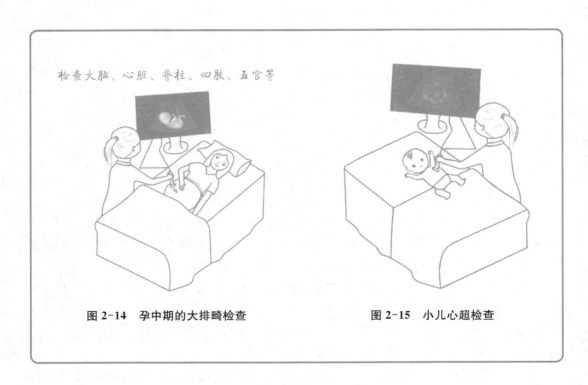

检查大脑、心脏、脊柱、四肢、五官等

图 2-14　孕中期的大排畸检查　　　　图 2-15　小儿心超检查

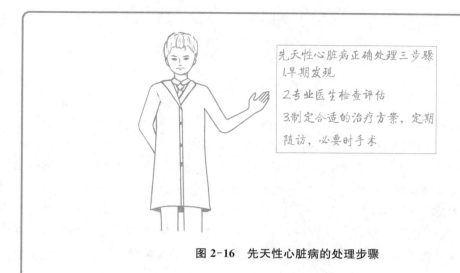

图 2-16　先天性心脏病的处理步骤

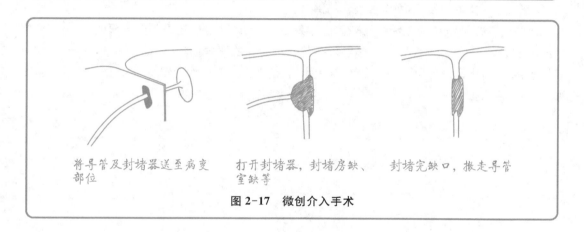

将导管及封堵器送至病变
部位

打开封堵器,封堵房缺、
室缺等

封堵完缺口,撤走导管

图 2-17　微创介入手术

预防与康复

1. 注重孕前和孕期保健,尤其重视孕中期的胎儿大排畸检查,做到早期发现、早期干预、早期获益。

2. 如果孕期发现胎儿先心病,或胎儿出生后发现先心病,或成年后才发现先心病,不要惊慌害怕,请一定到正规医院的心内科,听从专业医生建议,接受专业检查(包括经胸心超和经食道心超等)、评估和定期随访,必要时治疗。

3. 先心病的手术治疗,包括微创介入和外科开胸,主要取决于缺孔或异常连通的大小,建议选择专业医生推荐的方案。其中,微创介入手术具有创伤小、恢复快、不留疤等优势,是一般先心病首选;而复杂先心病常需外科开胸手术。

第九节　冠状动脉造影与支架置入

操作介绍

前面我们介绍过冠心病,这一节里介绍的"冠状动脉造影"其实就是给冠状动脉照个相,是诊断冠心病最准确的方法(下面简称"冠脉造影");而"支架置入"则是在冠脉造影之后,针对冠心病的疾病部位进行治疗的微创手段。

冠脉造影,具体是将一个特殊的导管从人手腕部或大腿处的动脉穿入,随后沿着动脉血管进入心脏,一直到冠状动脉的开口处,然后通过导管注入小剂量的显影剂,在 X 线的照射下显影出冠状动脉的走形、有无狭窄、有无畸形和血流的情况,可以判断疾病的部位、性质、范围、严重程度等。如果冠状动脉狭窄程度比较严重,则可在狭窄的血管内放置"支架",保持冠状动脉管腔开放,保证血管内血流通畅,从而保障心脏的供血。

冠脉造影在局部麻醉的条件下进行,也就是说,手术过程中患者是完全清醒的,其间不会有明显不适感觉。术后,穿刺点(也就是特殊导管穿入动脉的地方)加压固定 4～8 h,防止出血;可多饮水,帮助排出体内的显影剂。当然,在手术前、后还需配合药物治疗,目的是防止血管内形成血栓,保证手术效果。

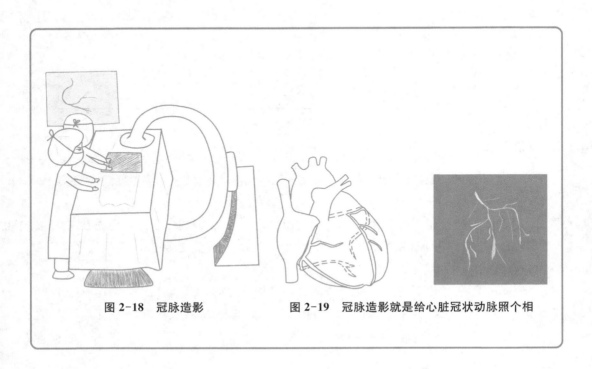

图 2-18　冠脉造影　　　　　图 2-19　冠脉造影就是给心脏冠状动脉照个相

注意事项

1. 冠脉造影检查前,医生会给病人检查血常规、尿常规、肝功能、肾功能、血电解质、血糖、凝血功能、心电图、心脏超声和胸片等,是为了排查潜在的其他疾病(如糖尿病、肝肾功能不全等),并根据病人具体情况,给予保护措施,是出于对病人安全的考虑。

2. 冠脉造影和支架置入术后,建议:(1)多饮水,防止造影剂相关性肾病发生;(2)如果出现胸前区闷痛或者心慌,一定及时告知责任医生,必要时接受心电图、心脏超声、血液化验检查,甚至再次冠脉造影;(3)遵照医嘱服用药物,坚持规律用药,切不可擅自停药或换药,防止支架内形成血栓;(4)出院后,定期复诊。

第十节　心脏起搏治疗

　　人的心脏就像一座永动机,一直有节律地跳动着,向全身输送新鲜的血液和养分。如果心脏跳动得太慢、跳动无力、长时间不跳动等,都会影响全身血液的供应,尤其是大脑,会出现眼前发黑、神志不清,严重的甚至会出现晕厥、猝死等。这个时候就需要人工起搏心脏,保证心脏的跳动和全身的供血,因此我们常说心脏起搏是用来"保驾护航"的。

　　心脏起搏器,能替代心脏本身的起搏点,使心脏有节律地跳动起来,保证心脏向全身供血。它是由电池和电路组成的脉冲发生器,能定时发送一定频率的脉冲电流;电池埋藏在人体表皮下,连接的导线沿着血管送入心脏内部,导管顶端刺激局部心房或者心室,然后带动整个心脏跳动。当然,根据疾病的程度和具体情况,心脏起搏又分为临时起搏(过渡一段时间就取掉)和永久起搏(植入体内不取出来)。

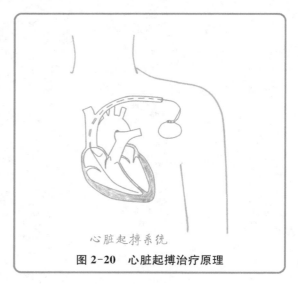

心脏起搏系统

图 2-20　心脏起搏治疗原理

　　当一个人的心跳太慢,或者已经出现眼前发黑甚至晕厥的情况下,都必须前往医院就诊,由心脏专科医生进行全面检查和充分评估后,决定是否安装心脏起搏器。

　　1. 如果面临需要安装心脏起搏器的可能,要注意:尽早就医,遵从医嘱,前往大型正规医院接受治疗。

　　2. 如果已经安装心脏起搏器,需要注意:在术后恢复期,应避免患侧肢体剧烈甩动,大幅度外展,过分负重,从高处往下跳等动作;一定要保证创面清洁;衣着宽松;如果出现创面红肿热痛,切不可自行处理,一定立即赶往医院就诊,防止感染蔓延到心脏内部。

　　3. 安装心脏起搏器不影响正常的生活,但应当注意避开强磁场的场所。

　　4. 定期前往医院复诊,检查起搏器的电量和工作状态;在电量耗尽前及时前往医院,由心脏科医生在手术室内更换电池。

第十一节 射频消融

疗法介绍

之前我们介绍过,正常人的心脏按照一定的规律和节奏跳动,就像钟摆一样,基本上每分钟跳动 60～100 次;如果心脏听诊、数脉搏或者心电图检查过程中,发现心跳太快、太慢或节律不规则,都属于心律失常;而"射频消融"则是治疗心律失常非常有效的微创手术,可以说是最有希望根治心律失常的治疗手段。

医生将纤细而灵活的导管通过血管送入心脏内部,然后利用高科技准确定位病变部位,随后发放高频电流消融掉心脏内的病变,在不影响心脏功能、不产生人体危害的前提下,最终达到根治心律失常的目的。

这种在心脏里进行的"高精尖"手术,最后只在身体表面留下极小的疤痕,如果不特别注意的话,根本看不出来;同时避免了长期服用抗心律失常药物的副作用。

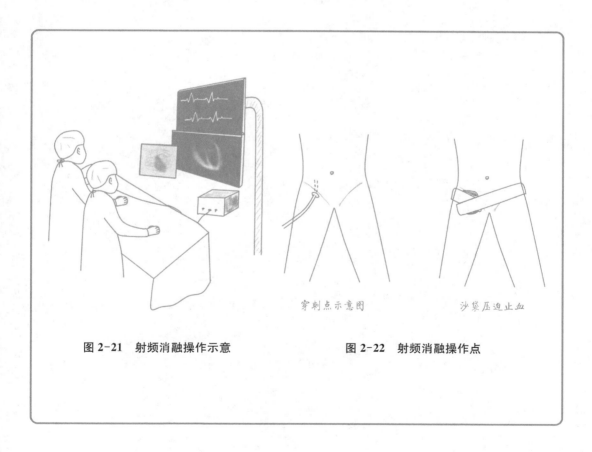

穿刺点示意图   沙袋压迫止血

图 2-21 射频消融操作示意   图 2-22 射频消融操作点

注意事项

1. 心律失常的类型很多,心脏科医生会根据不同的具体病情,安排不同的射频消融方案。因此每位患者的具体治疗方案是不一样的,但总称"射频消融术"。

2. 射频消融虽然能够根治很多类型的心律失常,但仍有一小部分顽固的心律失常在射频消融治疗后还会复发,复发后还可以根据情况再行射频消融治疗。因此手术之前,患者可以向主治医生询问自己将要接受的手术的根治率或成功率。

3. 手术之前需要进行术前准备,包括提前进行一些检查(心电图、血液化验等),或者提前服用或停用一些特殊的药物(主要是抗心律失常药)。所以住院前或住院期间,应严格按照医生的嘱咐来准备,否则医生在手术中可能无法准确找到病变部位。

4. 一般来说,手术过程中,患者是完全清醒的,消融时可能会有轻微疼痛,请患者一定要完全配合医生,不要乱动,有不舒服或疼痛时,要及时告知医生。

5. 术后,患者应卧床静养,静脉穿刺处沙袋压迫 6 h,动脉穿刺处沙袋压迫 8～12 h,并保持患肢不动。一般而言,术后一周即可恢复正常生活。按照医嘱服用一段时间抗凝药物,并定期去医院随访。

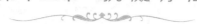

第十二节 抗凝疗法

疗法介绍

抗凝疗法是一种用于防治血栓的治疗方法。正常情况下,由于体内的生理凝血与抗凝系统的平衡,血液是不会在血管内自行凝固的,只是当血管壁损伤、血流缓慢或淤滞、血液成分改变或生理抗凝机制改变,方会引起血液凝固,血栓形成,阻塞血流。为了预防这种状态的产生,人为应用具有各种抗凝机制、增加血液抗凝过程的药物,以阻止血液凝固而达到防治血栓性疾病的目的的方法,即抗凝疗法。

下面这些情况往往需要抗凝治疗:

心房纤颤和心脏瓣膜病所致血栓栓塞;心脏瓣膜修复手术术后;髋关节置换手术;预防深静脉血栓、肺栓塞和周围动脉血栓等。

下面这些情况往往不需要抗凝治疗:

对相应药物过敏,有出血倾向,血友病,血小板功能不全和血小板减少,紫癜,严重高血压,颅内出血,严重肝肾功能不全,怀孕等。

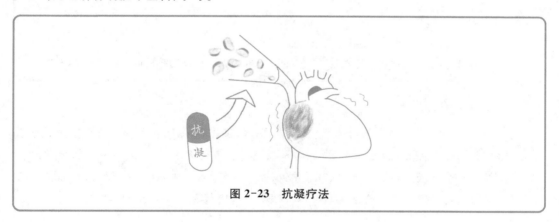

图 2-23 抗凝疗法

注意事项

1. 严格掌握药物剂量,不可擅自加药、停药。

2. 定期复查,服用华法林抗凝药物,需检测凝血指标;使国际标准化比值(INR)在有效治疗区间,如果超出区间,需医生调整用药方案。如果服用新型抗凝药,需遵医嘱定期复查。

3. 在抗凝治疗期间,发生皮肤瘀斑、咯血、尿血、牙龈出血等症状须及时就医。

4. 抗凝治疗期间如需拔牙、外科手术或胃肠镜检查等,需提前告知医生。

5. 服用华法林期间避免服用"偏方"或"秘方";每日进食的果蔬量相对稳定。

第十三节　冠状动脉搭桥术

疗法介绍

　　冠状动脉与心脏的关系,犹如道路交通与城市的关系。当道路严重拥挤甚至造成堵塞时,我们会在城市搭建高架桥以保证道路通畅;当供应心脏血流的冠状动脉严重病变导致血流不畅时,我们也可以考虑给心脏"搭桥",也就是冠状动脉旁路移植术(即冠状动脉搭桥术)。

　　冠状动脉旁路移植术(CABG)是通过取患者自身的大隐静脉作为旁路移植材料,一端吻合在主动脉,另一端吻合在病变冠状动脉的远端;或游离乳内动脉与病变冠状动脉远端吻合,改善病变冠状动脉分布心肌的血流供应。

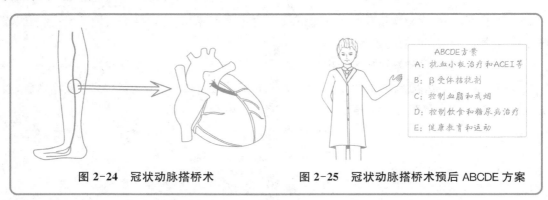

图 2-24　冠状动脉搭桥术　　　　图 2-25　冠状动脉搭桥术预后 ABCDE 方案

急诊"心脏搭桥"的适应证

　　(1) 左主干合并 2 支以上冠脉病变;(2) 急性心肌梗死 6～8 h,血管解剖适合接受冠脉搭桥术;(3) 急性心肌梗死出现乳头肌断裂、心室游离壁决裂等并发症;(4) 急性心肌梗死出现顽固性心律失常,积极内科治疗无效,血管解剖适合接受冠脉搭桥术;(5) 经皮冠状动脉介入治疗(PCI)诊断或医疗出现夹层、心脏或血管决裂、心包填塞等。

择期"心脏搭桥"的适应证

　　(1) 左主干病变;(2) 累及左前降近端的大多数双支和三支血管病变;(3) 左心功能不全的三支血管病变;(4) 多支血管病变合并糖尿病者;(5) 慢性完全闭塞的部分单支和双支病变。

二级预防

　　ABCDE 方案:A. 抗血小板、抗心绞痛治疗和血管紧张素转化酶抑制剂(ACEI);B. β受体拮抗剂预防心律失常,减轻心脏负荷等,控制血压;C. 控制血脂和戒烟;D. 控制饮食和糖尿病治疗;E. 健康教育和运动。

第三章
消化系统疾病

第一节 慢性胃炎

疾病介绍

慢性胃炎，指黏膜呈非糜烂的慢性炎性改变，大多数患者无明显症状，少数患者可出现轻微胃部胀痛感，有的伴有返酸嗳气。

幽门螺杆菌（Hp）感染是最常见的病因，其他病因还有十二指肠-胃反流、饮酒、自身免疫、年龄因素和胃黏膜营养因子缺乏等。胃镜及胃黏膜病理检查是慢性胃炎诊断的关键。

很多成人胃黏膜均有非活动性、轻度慢性浅表性胃炎，可将其视为生理性黏膜免疫反应，不需要药物治疗。如慢性胃炎波及黏膜全层或呈活动性，出现癌前状态如肠上皮化生、胃黏膜萎缩及不典型增生需要积极治疗。治疗首先要消除病因，如

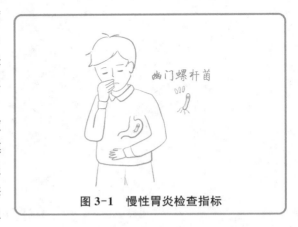

图 3-1　慢性胃炎检查指标

根治幽门螺杆菌，避免或少用对胃黏膜有刺激的药物，戒烟忌酒，勿暴饮暴食等。同时在症状明显时可加用胃黏膜保护剂或抑酸剂。

预防与康复

1. 慢性非萎缩性胃炎预后良好；肠上皮化生通常难以逆转；部分患者萎缩可以改善或逆转；不典型增生虽也可逆转，但重度者易转变为癌。因此，慢性胃炎要到正规医院咨询消化科医生，根据不同情况采用不同方案。

2. 一旦确诊存在幽门螺杆菌感染，需进行根除治疗。遵医嘱按照方案治疗和随访。根除幽门螺杆菌，可大大减少胃炎及胃癌的发生率。

3. 有胃癌家族史、食物营养单一、常食熏制或腌制食品的患者，需警惕肠上皮化生、萎缩及不典型增生向胃癌进展。

4. 保持良好心理状态及充分睡眠；食物应多样化，补充多种营养物质；不吃霉变食物；少吃熏制、腌制的食物，多吃新鲜食品；避免过于粗糙、浓烈、辛辣食物及大量长期饮酒，戒烟；避免或减少使用对胃黏膜有刺激的药物。

第二节 消化性溃疡

疾病介绍

消化性溃疡主要指发生于胃和十二指肠的慢性溃疡(又称胃十二指肠溃疡)。消化性溃疡常见的病因为胃酸分泌过多、幽门螺杆菌感染。胃溃疡患者多为中老年人,主要表现为餐后上腹部疼痛;十二指肠溃疡多好发于年轻人,表现为餐前痛或夜间痛,进食后可缓解。主要诊断依据是典型的临床表现和胃镜下消化性溃疡表现(金标准)。其他的检查还有 X 线钡餐检查(已不常用)、幽门螺杆菌感染检测(碳-14 呼气试验)。消化性溃疡的治疗主要从去除病因、控制症状、促进溃疡愈合、预防复发和避免并发症等方面进行。

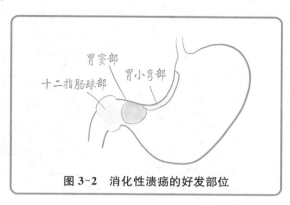

图 3-2 消化性溃疡的好发部位

预防与康复

1. 生活规律;饮食规律,定时进食,细嚼慢咽,勿暴饮暴食;戒烟戒酒,避免浓茶、咖啡或冰冷的食物。

2. 劳累和精神紧张会刺激胃酸分泌增加,应尽量避免。

3. 非甾体类药物会损伤胃黏膜,应避免滥用此类药物。最常见的非甾体抗炎药就是阿司匹林。

4. 如果怀疑自己有消化性溃疡,应及时前往消化专科门诊,并明确是否有幽门螺杆菌(Hp)阳性(消化性溃疡的主要致病原因),若 Hp 阳性,需进行根除 Hp 治疗。

5. 常用的药物包括抑酸药物和保护黏膜药物。其中抑酸药物常用质子泵抑制剂,如奥美拉唑、埃索美拉唑、兰索拉唑、泮托拉唑、雷贝拉唑;保护黏膜药物主要有胶体铋剂和硫糖铝。两类药物均应遵医嘱规律使用。

第三节　胃食管反流病

疾病介绍

　　胃食管反流病,指胃十二指肠内容物反流入食管引起的反酸、胃灼热(烧心)、吞咽不适、胸骨后疼痛等症状,根据是否导致食管黏膜糜烂、溃疡,分为反流性食管炎和非糜烂性反流病,可由多种原因引起。胃食管反流的诊断依据主要有胃镜检查和 24 h 食管 pH 监测。

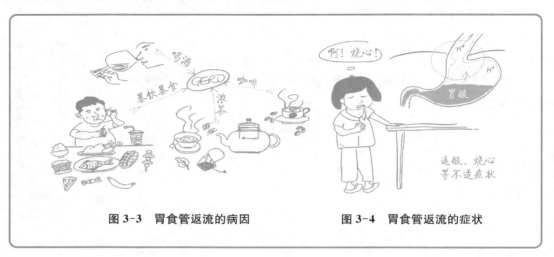

图 3-3　胃食管返流的病因　　　　图 3-4　胃食管返流的症状

预防及康复

　　1. 避免烟酒、浓茶、咖啡、巧克力、高脂饮食,肥胖的患者应注意减肥。不要饱食后立即平躺,睡觉时枕头稍垫高。

　　2. 相关药物治疗:

　　(1) 促胃肠动力药物(增加胃内压):多潘立酮、莫沙必利、依托必利等。

　　(2) 抑酸药(减少胃酸分泌):奥美拉唑、雷尼替丁、法莫替丁。抑酸药是治疗胃食管反流病最有效的治疗手段,药物治疗疗程通常要达到 4～8 周。

　　(3) 抗酸药(仅用于症状轻、间歇发作的患者)。

　　3. 胃食管反流引起严重呼吸道疾病者可考虑手术治疗。

　　4. 中药对于胃食管反流的治疗作用不明确,如要服用,请到正规的中医院,由中医医生开立中药处方方可。

第四节　消化道出血

疾病介绍

　　消化道出血是指从食管到肛门之间消化道的出血,是消化系统常见的症状群,可由多种疾病引起。少量出血可无明显症状,中到大量急性出血可出现呕血、黑粪或血便等,伴有贫血及血容量减少,甚至休克,严重者危及生命。根据出血部位,消化道出血分为上消化道出血、中消化道出血和下消化道出血。消化道出血一般靠CT、磁共振成像(MRI)、胃肠镜、结肠造影等方法诊断和寻找病因。

　　一旦发生消化道出血,应立即去附近的医院进行检查和治疗。消化道大量出血病情急、变化快,抗休克、迅速补充血容量治疗放在一切医疗措施的首位。病情稳定后需寻找病因并对因治疗。

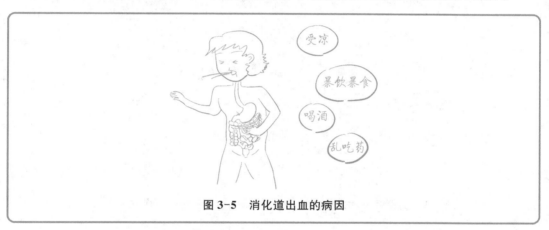

图 3-5　消化道出血的病因

预防与康复

　　1. 定期体检,早期发现病变。在医生指导下积极治疗原发病,如胃溃疡、十二指肠溃疡、肝硬化、结肠炎等。

　　2. 保持精神愉快放松,保证充足睡眠和休息;规律进食,少量多餐;多加咀嚼,避免急食;食物温软,易于消化;避免刺激性饮食,如酒类、浓茶、咖啡、辣椒、醋及油炸食物等;可多吃含维生素 C、维生素 K 的新鲜蔬菜和水果;戒烟限酒。

　　3. 平时应尽量少用或不用对胃有刺激性的药物,如阿司匹林、吲哚美辛、硫酸亚铁、红霉素等;必须使用时,应加用保护胃黏膜药物。

　　4. 出血停止 24 h 无恶心呕吐,血压、心率平稳,血常规示血红蛋白无明显变化者,可给予流质饮食,如米汤、面汤、稀藕粉、乳类等;出血停止、病情稳定的患者可给予无刺激少渣半流质饮食,如稀米粥、细面条汤、蒸鸡蛋、芝麻糊等。

第五节 食 管 癌

疾病介绍

食管癌是发生在食管的恶性肿瘤,临床上以逐渐加重的吞咽困难为其典型症状,一般先是难咽干的食物,继而是半流质食物,最后连水和唾液也不能咽下。食管癌一般早期行颈部或胸部CT时发现,在胃镜下取组织进行病理活检确诊。治疗方法分外科治疗、放射治疗、化学治疗和综合治疗。一般全身情况良好、无明显远处转移征的早期患者,可选择手术治疗。对于不能手术治疗或者手术切除不完的,可考虑放疗或化疗,或联合放化疗。靶向治疗也已经广泛运用。具体治疗方法需咨询医生。

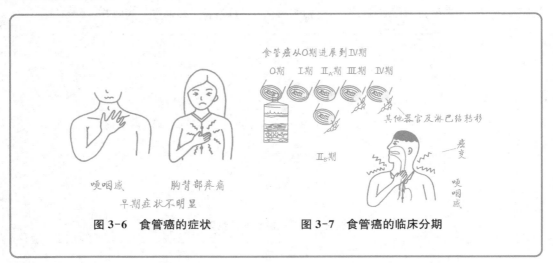

图 3-6 食管癌的症状   图 3-7 食管癌的临床分期

预防与康复

1. 避免一些高危因素如吸烟和重度饮酒,不要进食过烫的食物,不吃或少吃烧烤、腌制食物,改变不良饮食生活习惯,改善营养卫生。

2. 对高发区高危人群进行食管癌筛查可以早期发现食管癌或癌前病变,起到早诊早治和预防的作用。

3. 食管癌术后起初要进食高蛋白高热量的流质食物,后逐渐过渡至软饭和正常饮食。术后三个月后可适当增加锻炼强度,强身健体,增强抵抗力。

第六节 胃 癌

疾病介绍

　　胃癌指胃黏膜上皮细胞的恶性肿瘤，主要指胃腺癌。典型的症状是食欲不振，恶心、呕吐，上腹痛、餐后加重，大便潜血阳性。如果突然出现上述症状，一般需要行胃镜检查，如果镜下发现有病变组织，医生会建议取出部分组织进行病理检查以明确。

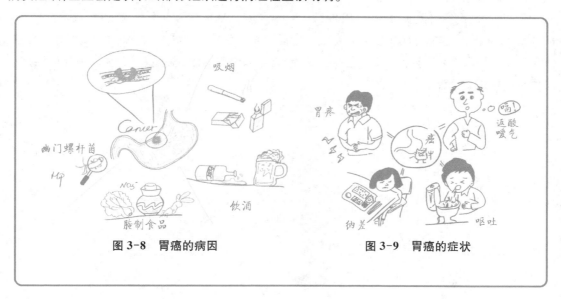

图 3-8　胃癌的病因　　　　　　　　图 3-9　胃癌的症状

预防及康复

　　1.避免长期食入烟熏烤肉类和腌菜类食物；戒烟忌酒，合理饮食，荤素搭配，勿暴饮暴食。

　　2.建议定期做胃镜检查。如果有上腹痛不适症状的患者建议及时做胃镜检查；检查中有胃息肉或胃溃疡的患者，建议每年复查一次胃镜及半年左右复查肿瘤标记物等；胃镜检查阴性患者建议听从医生建议定期复查胃镜。

　　3.胃镜检查阳性的患者应积极配合医生的检查，并于不同时期采用不同的治疗方案（通常没有有效的药物治疗手段，只能通过积极的手术治疗，早期胃癌的预后效果通常较好）。

　　4.如果有幽门螺杆菌感染，一定遵医嘱进行根除幽门螺杆菌治疗。

第七节 结直肠癌

疾病介绍

结直肠癌俗称大肠癌,包括结肠癌及直肠癌。在我国,结直肠癌已成为第4大恶性肿瘤,且发病率逐年上升。早期结直肠癌的临床表现不明显,随着疾病进展,可出现排便习惯和性状改变,如便血、腹痛、腹部包块、直肠肿块;其中,右半结肠癌主要表现为腹痛和腹部包块,左半结肠癌主要以便血、大便习惯改变、肠梗阻多见。诊断方法主要有腹部影像学检查(包括腹部 CT 和MR)、肿瘤标志物检查、肠镜检查和活检进行病理学或细胞学检查等。结直肠癌的治疗根据分期确定。中早期以手术切除为主的综合治疗为主;晚期以保守治疗、缓解症状为主。有靶向治疗指征的可选择靶向治疗。

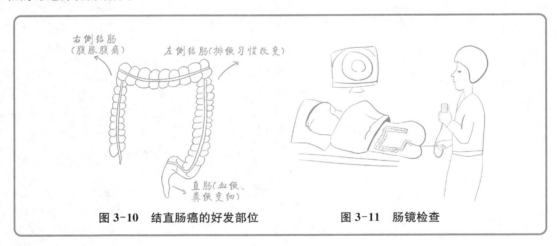

图 3-10 结直肠癌的好发部位　　　图 3-11 肠镜检查

预防与康复

1. 调整饮食习惯,避免高脂饮食,多进食富含纤维的食物;少吃生冷辛辣刺激性食物。保持良好生活习惯,比如戒烟,经常锻炼身体。

2. 大便隐血检测是国际通用的结直肠癌普查方法,因此需定期体检,进行便隐血检测;积极筛查血清学标志物 CEA 等;肠癌高危人群可定期行肠镜检查,以便早期发现癌前病变。

3. 确诊后及时行手术、放疗、细胞类药物治疗和分子靶向治疗等综合治疗。

4. 术后及早行康复锻炼和心理康复;术后饮食多选择富含营养、易消化食物,减少酸、辣、刺激性食物;重视术后监测并评价治疗效果。

第八节 阑 尾 炎

疾病介绍

急性阑尾炎是外科常见病,是最多见的急腹症。阑尾易发生炎症是因为阑尾是一根细长盲管,腔内富含微生物,肠壁内有丰富的淋巴组织,容易发生感染。典型的腹痛发生于上腹,逐渐移向脐部,数小时(6~8 h)后转移并局限在右下腹,常有右下腹压痛。大多数慢性阑尾炎由急性阑尾炎转变而来。

绝大多数的急性阑尾炎一旦诊断,应早期施行阑尾切除术,此时手术操作较简易,术后并发症少。慢性阑尾炎诊断明确后需切除阑尾。

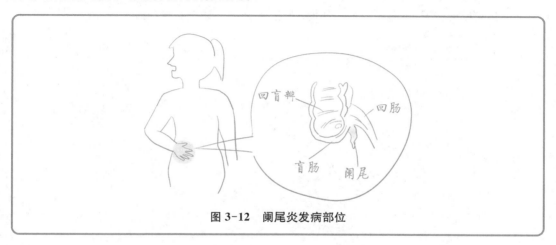

图 3-12 阑尾炎发病部位

预防与康复

1. 注意饮食卫生,饮食搭配合理,作息规律,适当体育锻炼,减少阑尾炎发生的概率。

2. 患者术后排气后才可以进食,因为只有排气才能证明胃肠道的蠕动渐渐趋于正常。

3. 手术后进食从流食如米汤、清淡菜汤等,逐渐过渡到半流食如清粥,再过一周左右可让患者进食一些容易消化的食物,如煮得较软的米饭、青菜等。保持大便的通畅。

4. 术后只要患者没有感到剧烈的疼痛,可先在床上做一些轻微的运动,如缓慢活动四肢,有规律地进行深呼吸,防止肠粘连的发生,此后依据患者的状态安排其下床缓慢轻微运动。

5. 术后一周内,不建议患者洗澡,以防止刀口碰到水而发生感染。

6. 如果有术后咳嗽、打喷嚏等动作,患者可采取平躺姿势,同时双手将切口两侧向中间推,减少由于腹内压力突增而使伤口崩裂的概率。

第九节 便 秘

疾病介绍

便秘,指患者感觉自身排便的次数较前降低,排便困难或费力,有便不尽感,粪便干结且量少的一系列症状;多数患者还可出现不同的伴随症状,如腹胀、食欲不振、下腹不适;严重者会出现腹痛、肠绞痛、恶心呕吐、下腹部触及包块等。

便秘的病因很多,在形成粪团、产生便意和排出粪便的其中任一个环节上出现问题都可导致便秘,因此病因诊断相对复杂。便秘患者应首先排除急性、恶性疾病,如肠梗阻、肠癌等。临床医生常通过病史、大便常规、腹部平片、腹部超声、肠镜等来明确病因。不同病因的便秘治疗方式不同。在明确病因的情况下,可采取药物通便、灌肠、手术等方法进行治疗。

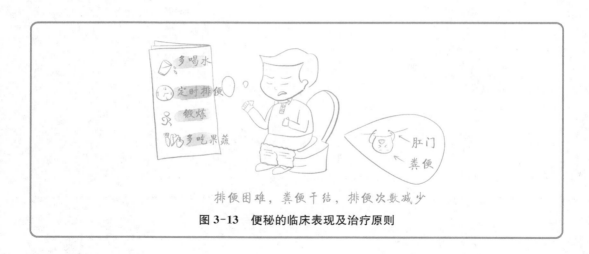

图 3-13 便秘的临床表现及治疗原则

预防与康复

1. 保持合理饮食和良好的生活习惯,多食用含纤维素多的食物,以及适当运动和锻炼有利于胃肠道功能的改善;建立良好的排便习惯,每日定时排便,以清晨或餐后 2 h 为最适宜排便时间。

2. 急性便秘患者需尽快前往正规医院检查,排除器质性病变,如肠梗阻、肠道肿瘤等。

3. 遵医嘱服用泻剂、胃肠动力药,抑或服用粪便软化剂,有条件可行灌肠等。注意不可长期服用泻药,避免形成依赖。

4. 经长期药物治疗无效的顽固性便秘,评估病情,排除相关禁忌证后,可进行手术治疗。

第十节 急性胃肠炎

疾病介绍

急性胃肠炎,指胃、小肠、大肠消化道内膜的急性炎症,可表现为恶心、呕吐、胃痛、腹泻、腹痛、发热等症状。其中腹泻可每天十余次,为黄色或黄绿色水样稀便,有少量黏液或白色皂块,有时大便呈"蛋花汤样"便。急性胃肠炎严重时可发生脱水、低血容量休克、感染性休克等。急性胃肠炎多数是因为食用了含有病毒或细菌污染的食物,多以生冷、酸辣及过期食物为主,且多发于春夏两季,国家法定节假日是发病高峰时段。

急性胃肠炎多有自愈倾向,一般可使用一些收敛止泻药(如蒙脱石散、小檗碱)、微生态调节剂(如双歧杆菌三联活菌)、胃肠道运动功能调节剂、抑酸药等,但重症患者一定要尽快去医院,不可拖延时间。

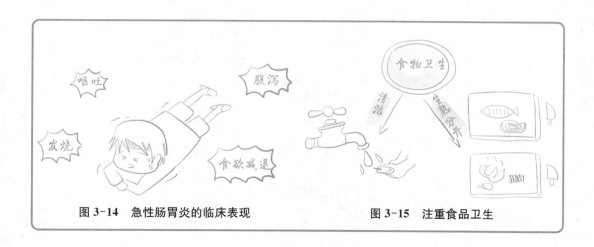

图 3-14 急性肠胃炎的临床表现   图 3-15 注重食品卫生

预防与康复

1. 急性胃肠炎主要是由于饮食不卫生导致,严格做好食物卫生是关键。同时注意粪便管理,防止粪—口传播,消灭苍蝇。冰箱里的生熟食分开摆放。

2. 忌暴饮暴食,饥饱无常。忌长期饮食生冷苦寒及伤胃的药物,如非甾体抗炎药类药物会严重刺激胃肠黏膜,长期口服抗生素会影响肠道内菌群平衡。

3. 加强身体锻炼,提高自身免疫力。保持精神愉快,性格开朗,劳逸结合,生活规律。

4. 患病后饮食以少食多餐、清淡易于消化为宜,必要时进食流质或半流质饮食。

第十一节 乙型肝炎

　　乙型肝炎(简称"乙肝")是由于感染乙型肝炎病毒(HBV)引起的。HBV持续感染可导致慢性乙型病毒性肝炎,进一步发展为肝硬化,最终可能发展为肝癌。中国是乙肝大国,每年因肝硬化、肝癌等乙肝相关并发症死亡的患者高达二十多万例。血液传播、性传播和母婴垂直传播是乙肝病毒传播的主要途径,母婴垂直传播是导致HBV感染的主要原因。

　　乙肝的诊断可根据临床表现、肝功能、病毒学检查、肝脏穿刺等确诊。慢性乙肝的主要治疗措施包括抗病毒、抗炎、抗氧化、抗纤维化、免疫调节和对症治疗,其中抗乙肝病毒治疗是关键。

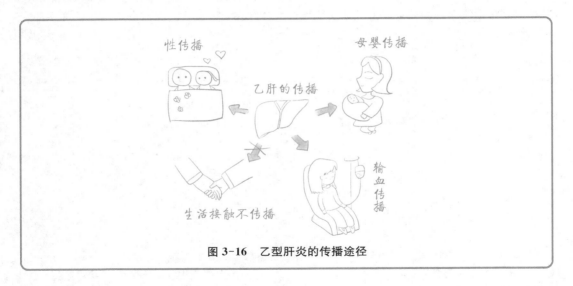

图3-16　乙型肝炎的传播途径

预防与康复

　　1. 防治乙肝最有效的方法是对人群进行乙肝筛查和抗病毒治疗;注射乙肝疫苗是对未感染者最好的防护,安全、有效、方便、经济。

　　2. 在我国,预防母婴传播特别重要,乙肝病毒感染的母亲在产后需进行阻断治疗,可防止90%以上的婴儿感染;加强对献血人员的筛查,减少由输血造成的乙肝传播;性传播的乙肝感染率为5.44%,因此要做好防范措施,如避孕套的使用。

　　3. 需要知道的是,一般生活、工作场所和交通工具不会传染乙肝;握手、拥抱、共同进餐不会传染乙肝;乙肝病毒不经正常消化道传播;乙肝病毒不经空气或者动物传播,蚊虫叮咬也不传播乙肝病毒。

第十二节 肝 硬 化

　　肝硬化,是多种肝脏疾病缓慢进展到晚期的疾病状态,是由一种或多种病因长期或反复作用肝细胞使其受到伤害,进而不断发生肝细胞坏死、残存肝细胞再生、肝内结缔组织增生与纤维隔形成假小叶,肝脏逐渐变形、变硬,最终发展为肝硬化。肝硬化初期症状不明显,在晚期(失代偿期)可出现黄疸、面色发黑、发热、腹水、消化道出血、肝性脑病、癌变等一系列症状。

　　肝硬化的诊断主要根据肝病病史、临床表现、肝功能检查、B超或CT以及肝穿刺活检来进行,其中肝穿刺活检镜下病理发现肝内假小叶形成是诊断金标准。由于肝硬化合并原发性肝癌发生概率较大,应注意鉴别。

　　肝硬化的治疗主要从去除病因,保护肝细胞功能,缓解症状,预防并发症等方面进行。

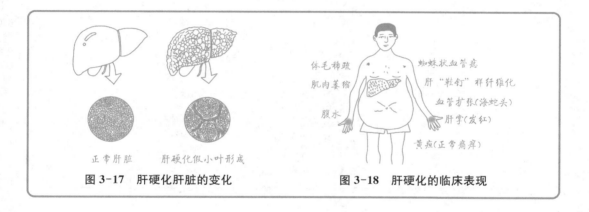

图 3-17 肝硬化肝脏的变化　　　　图 3-18 肝硬化的临床表现

正常肝脏　　肝硬化假小叶形成

体毛稀疏　　蜘蛛状血管痣
肌肉萎缩　　肝"靴钉"样纤维化
腹水　　血管扩张(海蛇头)
肝掌(发红)
黄疸(正常瘙痒)

预防与康复

　　1. 肝硬化患者饮食以碳水化合物(米饭、面食等)为主,蛋白质(牛奶和鸡蛋等)摄入量以患者可耐受为宜。

　　2. 肝硬化的治疗,去除病因是关键。我国患者大部分有乙肝病毒感染的背景,若乙肝病毒核酸检测阳性,应予抗病毒治疗;如为酒精性肝硬化,则必须戒酒;进食柔软食物等预防胃底静脉曲张破裂出血,避免肝性脑病的发生。如果有胆道梗阻,可用微创方式解除胆道梗阻,避免对肝脏的进一步损伤;注意避免应用肝毒性药物。出现腹水时,应限制水钠摄入,同时给予利尿剂,输白蛋白,必要时行经颈静脉肝内分流术。必要时行肝移植。

　　3. 定期至医院复诊,适当锻炼,增强体质,保持愉悦的心情。

第十三节 肝 癌

疾病介绍

　　肝癌又称原发性肝癌,指由肝细胞或者肝内的胆管细胞恶变发展而来的恶性肿瘤。肝癌最常见的表现为肝区疼痛,也会出现肝脏肿大、食欲不振、体重下降、易疲劳等症状,晚期还可出现黄疸、腹水等。通常可用血清甲胎蛋白(AFP)浓度、腹部B超等对肝癌进行普查,如有可疑,选用增强CT或磁共振成像(MRI)、选择性肝动脉造影、肝组织活检等进一步确诊。肝癌的治疗主要根据肿瘤分级程度来进行。肿瘤分级不同,治疗方式会不同。

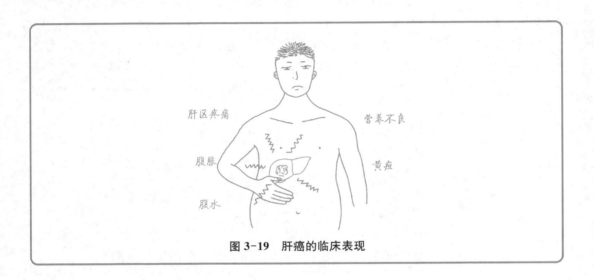

图 3-19　肝癌的临床表现

预防与康复

　　1. 如患者为肝癌早期,手术为首选的、最有效的治疗方法。若肿瘤较小且较局限,可做根治性肝切除;若肿瘤过大或者过于弥散,可做姑息性肝切除。

　　2. 中、晚期肝癌患者可接受瘤内注射无水酒精、射频消融术、肝动脉栓塞等局部治疗方法来达到治疗性切除的目的。

　　3. 在没有血管侵犯和远处转移的情况下,肝癌合并肝硬化患者可行肝移植术。

　　4. 肝癌患者不可饮酒,不宜进食过于油腻的食物;肝功能较好的患者宜进食高蛋白高维生素食物;肝功能不佳的患者应以清淡、松软、易消化食物为主,适当补充蛋、奶类蛋白质,但不可过多;对于肝衰竭有肝昏迷倾向的患者,应以低蛋白饮食为主,防止发生肝性脑病。

第十四节 结石性胆囊炎

疾病介绍

结石性胆囊炎,指由于胆囊结石慢性刺激或急性嵌顿而引起的胆囊慢性(急性)感染或炎症。另有5%的胆囊炎患者不伴有结石,称非结石性胆囊炎。慢性结石性胆囊炎急性发作严重时可引起化脓性胆管炎、胆囊穿孔、肝功能损害、黄疸等。

多数慢性结石性胆囊炎无明显症状或仅感右侧上腹部发作性绞痛。一般行B超检查可确诊,手术前通常需要行CT或MR检查或胆管造影进行评估。急性胆囊炎发作时应立即到医院治疗,排除急性心肌梗死、肺栓塞、肠系膜静脉栓塞、急性肠梗阻等严重威胁生命的疾病后予解痉止痛、抗菌消炎等治疗。胆囊切除术是急性胆囊炎的根本治疗手段,任何抗菌药物治疗都不能替代手术治疗,目前腹腔镜下微创治疗是很好的治疗手段。

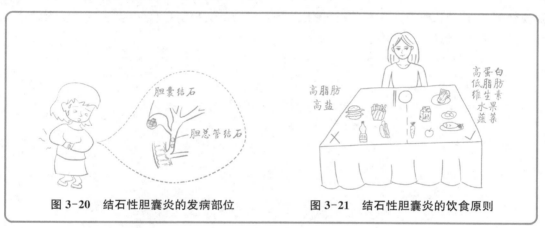

图3-20 结石性胆囊炎的发病部位　　　　图3-21 结石性胆囊炎的饮食原则

预防与康复

1. 胆囊结石及慢性结石性胆囊炎的发病和饮食及肥胖有关。因此应当规律、低脂、低热量饮食,并养成定量定时的规律饮食方式,忌暴饮暴食。胆囊炎急性发作期应禁食脂肪类食物,不要饱食,而应采用高碳水化合物流质饮食,如稀饭等。

2. 结石性胆囊炎不论在发作期或静止期,含有丰富胆固醇的食物如动物内脏、蛋黄等均应少吃为宜。

3. 合理搭配饮食,蔬菜水果中含有大量维生素和各种营养,可以预防和减少胆囊炎的发生。

第十五节　胰　腺　炎

疾病介绍

胰腺炎是多种病因导致胰腺组织自身消化所致的胰腺水肿、出血及坏死等炎症性损伤。临床上以急性上腹痛及血淀粉酶或脂肪酶升高为特点。胰腺炎分为急性胰腺炎和慢性胰腺炎。而胆道疾病(主要是胆囊结石及胆道感染)是胰腺炎的主要病因,其他病因还有饮酒、胰管阻塞、暴饮暴食等。急性胰腺炎多发生在大量饮酒或暴饮暴食之后,最常见的症状是腹痛,主要位于中上腹部,弯腰或身体前倾可减轻疼痛;其他症状还有恶心、呕吐、发热。

急性胰腺炎的检查主要有血液学检查,包括血常规、血尿淀粉酶、脂肪酶、血清钙检测;腹部B超、腹部CT或MR检查等。

急性胰腺炎的治疗:首先是寻找并去除病因,同时控制炎症,包括禁食、胃肠减压,解痉止痛,营养支持,抗感染治疗等。外科手术主要用于解除胆道梗阻或消化道梗阻,清除坏死胰腺组织、胰腺囊肿、假性动脉瘤等。慢性胰腺炎治疗目标:消除病因,控制症状,改善胰腺功能,治疗并发症和提高生活质量等。

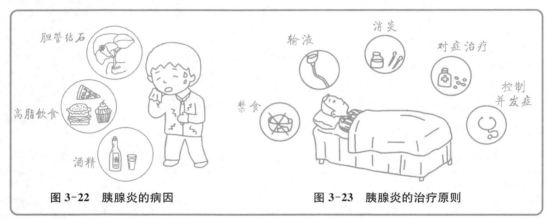

图 3-22　胰腺炎的病因　　　　　图 3-23　胰腺炎的治疗原则

预防与康复

1. 由于胆石症(胆道结石梗阻)是国内急性胰腺炎的主要致病因素,因此有胆囊结石的轻症急性胰腺炎病人,应在病情控制后尽早行胆囊切除术。

2. 静脉乳糜状或血甘油三酯＞11.3 mmol/L 极易发生急性胰腺炎,饮食避免高脂饮食,控制体重。

3. 大多数急性胰腺炎发生在酗酒和暴饮暴食之后,因此戒酒、忌暴饮暴食非常重要。

4. 慢性胰腺炎会长期不适,患者需树立战胜疾病的信心,积极配合治疗,定期复查,一旦发现不适,应早期治疗。饮食上避免过食饱餐,生活上要绝对禁烟、戒酒,生活规律,以避免复发或加重。

第十六节 炎症性肠病

疾病介绍

　　炎症性肠病,是累及回肠、直肠、结肠的一种非特异性肠道炎症性疾病,包括溃疡性结肠炎和克罗恩病,其病因不明确。炎症性肠病常见的临床表现为腹泻、腹痛、里急后重。

　　炎症性肠病的诊断需要首先排除感染性肠病,一般需要在肠镜下取组织病理检查。治疗目标是诱导并维持症状缓解以及黏膜的愈合,防治并发症,改善病人生存质量。包括腹痛腹泻时给解痉止痛药或止泻药,合并感染者予广谱抗生素,疾病活动期使用糖皮质激素、氨基水杨酸制剂或免疫制剂。并发完全性肠阻,瘘管与脓肿形成,急性穿孔或不能控制的大量出血可采取手术治疗。

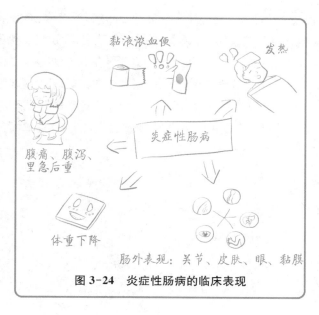

图 3-24　炎症性肠病的临床表现

预防与康复

　　1. 注意劳逸结合,不可太过劳累。

　　2. 注意衣着,保持冷暖相适;适当进行体育锻炼以增强体质。

　　3. 饮食有规律,一日三餐做到定时定量,不过分饥饿,不暴饮暴食;饮食以清淡、易消化、少油腻为基本原则。少吃高脂食物、油炸食品、咖啡、碳酸饮料等以减轻胃肠负担;避免过量饮酒;每日不要摄入过多纤维食物,避开过敏食物。适当补充包括叶酸、维生素 B12 在内的多种维生素及微量元素。

　　4. 注意食品卫生,避免肠道感染诱发或加重本病。

　　5. 避免精神刺激,保持心情舒畅及乐观积极的精神状态。

　　6. 坚持治疗,学习并具备一定的炎症性肠病的医学知识,知道服药的重要性及药物的具体服用方法和有关副作用,以利于正确用药。一段时间治疗后要定期进行结肠镜的复查,评估病情的转化情况。

第十七节　肠易激综合征

疾病介绍

　　肠易激综合征,是一种功能性肠病,以腹痛、腹胀或腹部不适为主要症状,排便后症状多改善,常伴有排便习惯(频率或性状)的改变,而没有发现器质性病变。肠易激综合征是多因素共同作用的结果,包括:(1)胃肠动力学异常;(2)内脏高敏感性;(3)中枢神经系统对肠道刺激的感知异常;(4)肠道感染;(5)肠道微生态失衡;(6)精神心理障碍。

　　肠易激综合征需借助血液学检查、腹部 B 超和肠镜排除器质性疾病,然后根据典型症状来诊断。治疗旨在改善病人症状、提高生活质量、消除顾虑。需要制订个体化治疗策略。

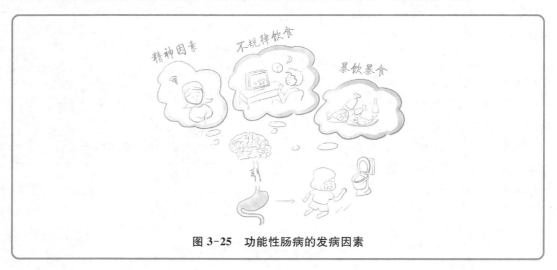

图 3-25　功能性肠病的发病因素

预防与康复

　　1. 精神调节:肠易激综合征多在情绪紧张、疑虑恐惧、郁郁寡欢等因素存在时发病,因此避免精神刺激,解除紧张情绪,保持乐观态度,是预防本病的关键。

　　2. 饮食调摄:对可疑的过敏食物,如虾、蟹、牛奶、花生等尽量不食或少食用;生冷、冰冻、辛辣、油腻的食物尽量不食用。同时避免粗糙刺激性食物,避免泻药及理化因素对肠道的刺激。少量多餐,细嚼慢咽,选择容易消化、富于营养的食品,少饮含碳酸的饮料,戒烟禁酒,养成良好的饮食习惯。

　　3. 加强锻炼:增强体质,远离疾病。

　　4. 定期体检:本病一般不危及生命,但患者的慢性病症状很容易掩盖新发生的肠道恶性病变。为此,应提高警惕,定期体检,以便早期发现器质性病变。

第十八节 痔 疮

疾病介绍

痔疮,又称为痔。痔源于扩张的动静脉吻合支和结缔组织组成的静脉丛(或称"肛垫"),根据其发生的位置和齿状线的关系分为内痔、外痔和混合痔。有内痔的患者常可在便后于粪便上看到鲜血,有些则在肛门处有异物感。外痔则主要表现为肛门处不适和疼痛。混合痔的患者可同时有内痔和外痔的临床表现。除了I级内痔外,其余痔皆可在肛门视诊时观察到,临床表现和病史也可作为诊断依据。

无症状的痔疮无须治疗,有症状的痔疮以减轻或消除症状为主,尽量避免手术治疗。

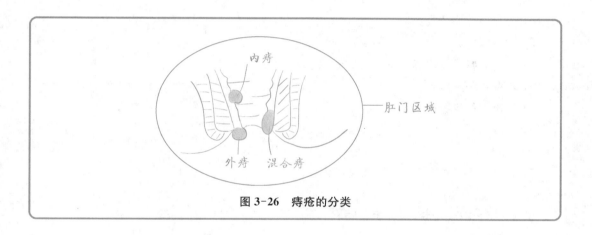

图3-26 痔疮的分类

预防与康复

1. 增加纤维性食物的摄入,保持大便的润滑与通畅,避免便秘和腹泻加重痔疮症状。

2. 痔疮发作的时候,可考虑热水坐浴,局部热敷可有效缓解疼痛。

3. 对于出血性内痔,可局部注射硬化剂,进行胶圈套扎、痔动脉结扎等使其萎缩。

4. 对于血栓性外痔、混合痔,以及上述方法无法缓解症状的其余痔,可用手术的方式将其彻底切除。

第十九节 腹腔穿刺术

操作介绍

腹腔穿刺术是借助穿刺针直接从腹壁刺入腹膜腔的一项诊疗技术。

腹腔穿刺术的适应证主要分为两种:诊断性腹腔穿刺和治疗性腹腔穿刺。

(1) 抽取腹腔积液做化验,以明确积液性质,找出病原,协助诊断。

(2) 抽出适量腹水,以减轻病人腹腔内的压力,缓解腹胀、胸闷、气急、呼吸困难等症状。

(3) 腹膜腔内注入治疗药物。

(4) 腹手术腔镜时制造人工气腹,便于操作。

腹腔穿刺术的禁忌证:

(1) 出凝血功能严重异常。

(2) 腹腔慢性炎症所致广泛粘连。

(3) 明显肠胀气或腹水量少,安全性低。

(4) 对麻醉药物过敏。

(5) 穿刺部位皮肤有感染。

(6) 一般情况差,严重的水电解紊乱未纠正。

(7) 躁动,精神异常,不能配合或肝病先兆者。

(8) 棘球蚴病(包虫病)或卵巢囊肿者。

(9) 晚期妊娠。

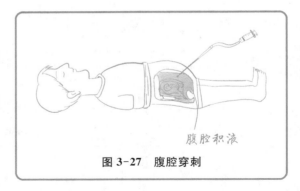

图 3-27 腹腔穿刺

注意事项

1. 腹腔穿刺点通常选择位于左下腹脐与髂前上棘连线的中、外 1/3 交点;此处不易损伤腹壁血管,穿刺较安全。

2. 积液量少尤其有包裹性分割时需在 B 超引导下定位穿刺;腹腔内实质性肿块应在 CT 或 B 超引导下定位穿刺。

3. 穿刺前排空小便,以免穿刺时损伤膀胱。

4. 在操作过程中若感头晕、恶心、心悸、呼吸困难,应及时告知医护人员,以便及时处理。

5. 肝硬化腹水患者通常每次抽液不超过 3 000 mL。过多抽液可诱发肝性脑病或电解质紊乱。如需大量放液可同时静脉输注白蛋白(6~8 g/L)。

6. 积极治疗引起腹腔积液的原发病。

第四章
神经系统疾病

第一节 脑 梗 死

疾病介绍

　　脑梗死,又称缺血性脑卒中,是各种原因引起脑部血流供应障碍而导致的脑组织缺血、缺氧性坏死,出现相应神经功能缺损。我们都知道大脑是统领人体的司令部,管理人体运动、感觉、记忆等各种功能。一旦脑梗死,人体会出现各种功能障碍,如突然出现的手脚无力、麻木、疼痛、记忆力下降、视力下降、步态不稳、饮水呛咳等,严重时甚至有意识不清或生命危险。脑梗死的诊断主要根据病史、医生的问诊查体、血液化验以及影像学检查结果;而早期的治疗往往效果较好,晚期治疗效果一般较差,多数会遗留残障。因此,如果出现前述表现,一定要及早就医,争取早期治疗,防止病情严重或恶化。

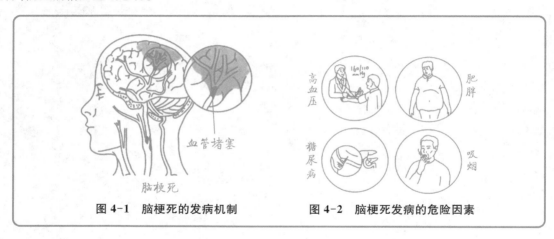

图 4-1　脑梗死的发病机制　　　　图 4-2　脑梗死发病的危险因素

预防与康复

　　1. 对中年以上、偏胖、有吸烟习惯的男性,以及患高血压、糖尿病、高脂血症、血管炎等的高危人群,建议规律作息、定期体检,积极干预可能诱发脑梗死的危险因素(如控制好血压、血糖等原发疾病,做到戒烟限酒、限制盐量摄入等)。

　　2. 曾有脑梗死病史或医生预估发生脑梗死风险较高的人群,应遵医嘱长期规律治疗或预防,例如服用抗血小板药与抗动脉粥样硬化的药物。

　　3. 曾有脑梗死遗留肢体活动不良的人群,建议早期积极康复治疗,充分的康复有利于帮助患者回归正常日常生活。

　　4. 应谨遵医嘱,切不可认为保健品或食品可以替代治疗药物。

第二节 脑 出 血

疾病介绍

　　脑出血,指非外伤性的脑实质内出血。与脑梗死一样,导致脑组织缺血、缺氧性坏死,出现相应神经功能缺损。常见病因是高血压,其他还有睡眠呼吸暂停、糖尿病、高脂血症等。脑出血一般出现在血压突然升高、情绪急剧变化、突然用力后。如在情绪激动或剧烈活动中突然出现头痛、头晕、呕吐,肢体麻木、偏瘫无力,甚至昏迷等症状,需高度警惕此病,宜尽早就医。颅脑 CT 扫描是诊断急性脑出血的首选方法,如病情需要,还可进行脑脊液检查及脑血管造影检查。脑出血的治疗由出血量的多少、出血部位决定。少量出血可内科治疗,如卧床,降低因出血导致的脑组织肿胀,控制血压、止血等方法;出血量较大或出血位置较深影响生命的患者应选择外科治疗。

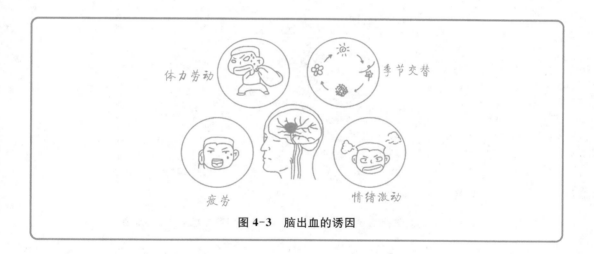

图 4-3　脑出血的诱因

预防与康复

　　1. 定期体检,监测血压,一旦确诊,遵医嘱服药,不可自行停药或服"偏方"。

　　2. 生活要规律,保持良好心态,不宜过于劳累或激动,平时适当运动。

　　3. 注意饮食,建议低盐低脂低糖;同时注意预防便秘,用力排便易引起腹压和颅压升高,诱发脑出血。

　　4. 老年人更应关注天气变化,温度骤降会引起血管收缩致血压升高;在季节更替时留意身体变化,警惕可能出现的中风症状,尽早就医检查治疗。

第三节 帕金森病

疾病介绍

　　帕金森病常见于中老年人群,由于脑部某些位置的神经元变性坏死,症状上表现为静止时手脚不自主地抖动,活动较慢且僵直,姿势不稳易跌倒等。男性稍多见,病情随时间进展加重,严重时患者卧床,生活不能自理。帕金森病的诊断主要靠特征性的临床表现,同时结合影像学(头颅核磁共振)检查,排除其他可以导致帕金森样症状的疾病。治疗上包括药物治疗与外科手术治疗。早期药物治疗显效,长期治疗疗效减退,而手术仅能改善症状,不能根治疾病。一般可选择的治疗药物很多,医生会根据患者的情况、病情分期选择合适的药物;如药物效果不佳,或合并异动症,可选择手术治疗,包括脑部核团的毁损术和深部电刺激术。

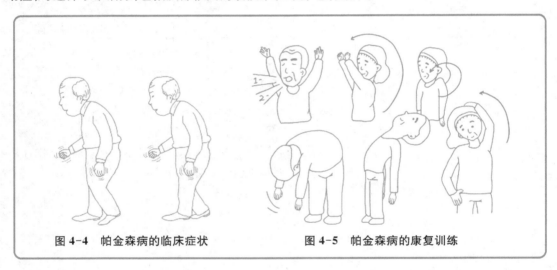

图 4-4　帕金森病的临床症状　　　　图 4-5　帕金森病的康复训练

预防与康复

　　1. 帕金森病早期不易察觉,但一旦确诊,应尽早接受正规治疗。不合理用药或自行停药可能会使得症状反复或加重。

　　2. 帕金森病患者多存在面部表情僵硬、双手震颤,手臂运动障碍、步态姿势障碍等症状,建议在康复治疗师的指导下进行康复训练。

　　3. 帕金森病患者可能合并有抑郁情绪、睡眠障碍等不适,建议积极配合治疗。患者意志坚强、家庭关系和睦对治疗有重要的辅助作用。

　　4. 帕金森病的治疗是一个全面综合的管理过程,患者需树立信心、保持乐观情绪,积极接受治疗,最大限度地提高生活质量。

第四节 阿尔茨海默病

疾病介绍

    阿尔茨海默病发生于老年和老年前期,由于某些脑区神经元的变性坏死,出现以进行性加重的记忆力减退(尤其是近期发生的事情)和性格行为损害为表现的疾病;随着病情进展,最终出现全面性痴呆表现。阿尔茨海默病是老年痴呆最常见的类型,并且随年龄增长,该病的患病率逐渐上升,但病因仍不明确。阿尔茨海默病的诊断依靠临床症状的判断符合一定的诊断标准,并且需要影像学与血液学检查,排除其他可能导致认知功能下降的因素。治疗上主要是药物与支持治疗。目前药物治疗包括改善认知功能的药物与控制精神行为障碍的药物,除此之外,家庭看护与护理对中晚期患者起到更重要的作用。

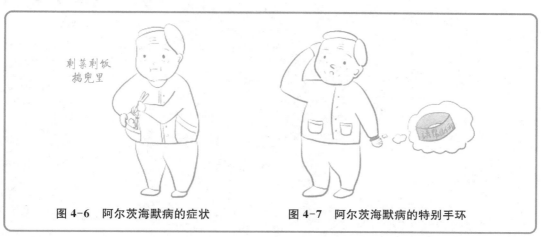

    图 4-6　阿尔茨海默病的症状　　　　　　**图 4-7　阿尔茨海默病的特别手环**

预防与康复

    1. 建议老年人群要养成良好的生活习惯,适当运动,勤用脑、多思考;对于独居老人,家人应更多关心与陪伴;重视老年人的身心健康,对阿尔茨海默病的发生有一定预防作用。

    2. 随着年龄增长,老人本身会出现记忆力减退的情况;但如果出现明显的记忆力减退或行为改变,比如中午不记得早上吃了什么,出门找不到家,拿车钥匙开房门等情况,则应重视,及时就医。

    3. 对于早-中期患者,到正规医院规律治疗、按时服药可延缓病情进展。

    4. 对于重度症状的患者,家庭的护理与照料非常重要,可很大程度上减少并发症(如长期卧床患者需多翻身、防止褥疮,避免饮食呛咳可预防吸入性肺炎),提高患者的生存质量。

    5. 建议给阿尔茨海默病患者佩戴特制的黄色手环,上面写清家属联系方式,以便随时得到帮助并联系到家人。

第五节 头 痛

　　头痛指头颅上半部的疼痛,局部可指眉弓、枕后连线以上的头颅区域。头痛的原因众多,症状也变化多样,可呈跳痛、胀痛,严重者呈霹雳样头痛,可伴恶心、呕吐等情况。由于头痛的病因中,有些是肿瘤,因此初次发作头痛者进行头部影像学检查是非常必要的;必要时医生还会建议头颈部血管检查。头痛的治疗包括病因治疗、对症治疗和预防性治疗:如为肿瘤原因者,应首先考虑手术切除肿瘤;如为颅内感染引起者,应抗感染治疗;另外,改善睡眠,轻柔按摩,适当药物止痛,避免过度劳累的生活方式也很重要。

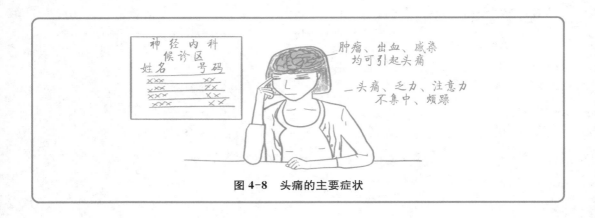

图 4-8　头痛的主要症状

预防与康复

　　1. 避免可能诱发头痛的生活方式:包括不规律的睡眠或睡眠不足,误餐,精神压力过大,过量摄入咖啡因,缺乏运动等。

　　2. 如果新发头痛或头痛经常发作持续超过 1 个月及以上,应至正规医院首先排除器质性疾病,如血管瘤、肿瘤、血管畸形、颅内感染等。

　　3. 避免滥用止痛药及"偏方神药",避免病情加重或延误治疗。

　　4. 头痛发作时,对头颈部有肌肉僵硬、疼痛区域进行轻柔按摩,可缓解部分类型头痛。

第六节 眩 晕

疾病介绍

眩晕是一种运动幻觉或空间定位障碍,病人主观感觉自身或外物旋转、摆动、升降、倾斜,常有走路不稳现象。症状可非常明显,患者不能起床,且有恶心、呕吐、耳鸣等情况,严重影响生活。眩晕的诊断主要靠影像学与前庭功能检查相结合的方法。明确病因对诊疗有非常重要的意义。眩晕的治疗应以病因治疗和改善症状相结合的方式为主。病因治疗包括动脉粥样硬化、颈椎病、炎症感染等;也可采用药物治疗改善眩晕及相关不适。

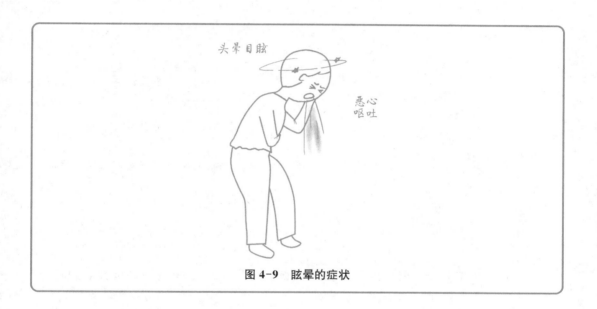

图4-9 眩晕的症状

预防与康复

1. 首先应查找病因,病因明确的患者应积极根治。

2. 眩晕发作时应防止跌倒、摔伤;选择舒适的姿势安静休息;清淡饮食,避免进食过油过咸的食物与饮品。

3. 眩晕发作时,可选用的药物包括止晕药、止吐药,但对于恶心、呕吐严重的情况,需要到医院治疗,防止脱水、进食过少造成不良影响。

4. 对于眩晕经常反复者,日常生活中应避免情绪激动与精神刺激,不要暴饮暴食,注意增强体质;同时避免头位剧烈变动。

第七节 颈 椎 病

疾病介绍

颈椎病,指因颈椎间盘退变及继发性改变,刺激或者压迫相邻脊髓、神经、血管等组织而出现一系列症状和体征的综合征。常见症状有头、颈、臂、手及前胸等部位的疼痛,重者可致肢体软弱无力,甚至大小便失禁、瘫痪,累及椎动脉及交感神经则可出现头晕、心慌、心跳快等相应的临床症状。颈椎病主要根据典型症状,结合颈椎 CT 或 MR 可诊断。治疗主要有药物治疗、手术治疗和康复治疗。

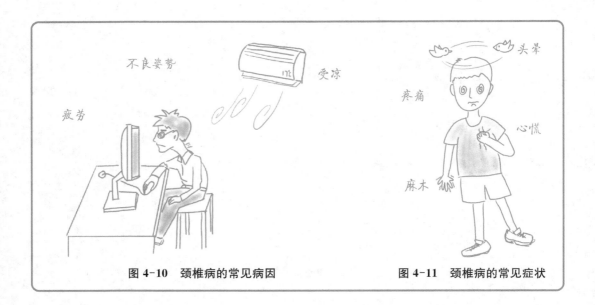

图 4-10　颈椎病的常见病因　　图 4-11　颈椎病的常见症状

预防及康复

1. 一旦诊断颈椎病,应颈部制动,要注意适当卧床休息。

2. 改善不良的工作体位及睡眠姿势;注意局部保暖、防风寒;调整枕头的高度,一般枕头的高度为拳头高度的 1.5 倍。

3. 康复治疗对于改善颈椎病症状非常有帮助。牵引、按摩、理疗、针灸均可缓解疼痛,缓解期可做颈部体操,防止疾病进一步发展。

4. 疼痛或脊髓压迫症状明显时常配合非甾体抗炎止痛药和肌肉松弛剂、神经营养药等。

5. 在保守治疗无效的情况下使用手术治疗。

第八节　脑卒中的康复

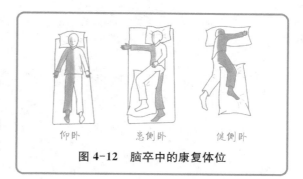

图 4-12　脑卒中的康复体位

康复目标

近期目标:防治并发症,减少后遗症,促进功能康复。

远期目标:使患者充分发挥残余功能,减轻残障程度,达到生活自理,回归家庭和社会。

注意事项

脑卒中的康复,一般分为三期,即早期、恢复期和维持期,具体如下:

1. 早期康复　病情稳定 48 h 后尽早康复治疗。主要预防并发病和继发性损害,调整心理状态,促进各项功能恢复。

(1) 体位变换:2 h 转换一次,减少仰卧位(过渡)。

(2) 良肢摆放:健侧卧位时,患侧上肢放于身前枕头上,自然伸展,掌心向上(上肢旋后);仰卧位时,患侧上肢自然伸展,掌心向上(上肢旋后)。

(3) 关节被动运动(扩大和维持关节活动度):先健侧后患侧,从近端到远端;频率为各关节及各方向 2~3 次,一天两次;要领,握住上肢自然伸展,牵拉活动远端关节。

(4) 自我辅助训练:包括握手双臂上举练习,搭桥训练等。

(5) 言语及吞咽功能训练:舌肌、唇等吞咽肌的训练,摄食训练,理疗刺激等,心理支持及营养支持。

2. 恢复期康复　重点进行抗痉挛治疗、异常姿势纠正、动态平衡训练、步行训练、作业训练、语言认知疗法训练、提高患者的日常能力等。

(1) 抑制躯干和躯体痉挛的训练:治疗顺序为先躯干、后四肢,先近端、后远端。包括药物治疗,运动疗法,物理疗法(湿、热、冷、振动、电等),矫形器,神经阻滞疗法及外科手术治疗。

(2) 躯干姿势的调整和骨盆及肩胛带旋转训练。

(3) 下肢主动运动和分离运动诱发训练:重点诱发关节分离运动,或根据步行的不同环节进行有针对性的训练。

3. 维持期康复　继续前一阶段的训练,进一步巩固维持、提高现有能力,将训练成果应用到家庭环境中去。

(1) 使用必要的辅助器(如手杖、步行器、轮椅、支具、功能性电刺激)以补偿患肢功能。

(2) 对患者功能不可恢复的或恢复很差者,充分发挥健侧的代偿功能。

(3) 应重视职业、社会、心理康复。

第五章
内分泌代谢疾病

第一节 糖 尿 病

疾病介绍

糖尿病是一组以高血糖为特征的代谢性疾病,主要包括 1 型糖尿病和 2 型糖尿病。糖尿病具有一定的家族发病倾向,大约一半的患者有糖尿病家族史。此外,诸如进食过多、体力活动减少、病毒感染等环境因素也容易导致糖尿病的发生。

糖尿病有时候会出现典型的"三多一少"症状,即多饮、多尿、多食和体重减少;此外,还可能出现全身无力、肥胖等表现。如果出现以上症状需要就诊内分泌科,进行糖尿病的筛查,测空腹血糖,做尿常规、糖化血红蛋白、糖耐量实验等检查。空腹血糖大于 7.0 mmol/L 或餐后 2 h 血糖大于 11.1 mmol/L 即可诊断为糖尿病,糖尿病目前虽无法根治,但通过多种手段可以控制好血糖。主要包括 5 个方面:糖尿病患者的教育,自我监测血糖,饮食治疗,运动治疗和药物治疗。

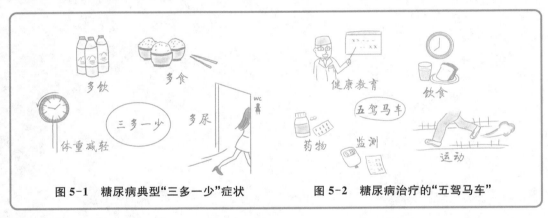

图 5-1　糖尿病典型"三多一少"症状　　图 5-2　糖尿病治疗的"五驾马车"

预防与康复

1. 药物并不是治疗糖尿病的唯一方法。改善饮食习惯,进行锻炼,减轻体重和戒烟戒酒均有助于糖尿病患者维持比较健康的状态。

2. 胰岛素是控制血糖的良药,尤其是对于 1 型糖尿病患者。不能盲目排斥胰岛素的使用。

3. 糖尿病患者要注意食物的选择,可选择膳食纤维含量较高的食物如蔬菜、全谷类食物和低脂乳制品,适当选择水果,限制肉类以及油炸或高脂肪食物的量。

4. 保持充分适量的运动,尽量每天进行至少 30 min 的步行、慢跑、游泳或其他日常活动。

5. 超重和肥胖患者应在医生指导下减重。

6. 戒烟戒酒均有利于血糖的控制。

第二节 糖尿病并发症

疾病介绍

糖尿病是一种以慢性高血糖为特征的代谢性疾病。长期血糖增高会使心脏、大脑、肾脏、周围神经、眼睛、足等受到损害，而产生一系列的并发症。

糖尿病的并发症分为急性和慢性两种。

急性并发症较严重的包括糖尿病酮症酸中毒、高血糖高渗性昏迷、乳酸性酸中毒、低血糖等。

糖尿病慢性并发症包括：（1）糖尿病肾病；（2）糖尿病眼病，如糖尿病性视网膜病变、糖尿病相关葡萄膜炎、糖尿病性白内障；（3）糖尿病足，早期表现为袜套样感觉，后期可出现溃疡、感染、坏疽，甚至需要截肢；（4）糖尿病心脏病，冠状动脉为弥漫性狭窄，可出现心绞痛、心肌梗死等；（5）糖尿病脑血管病，如脑动脉硬化、无症状脑卒中、急性脑血管病等；（6）糖尿病周围神经病变，表现为烧灼样疼痛、针刺样感觉、感觉过敏和麻木、袜套感。

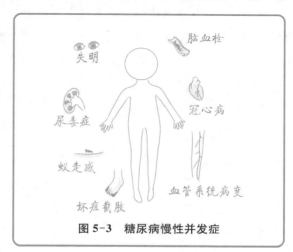

图 5-3　糖尿病慢性并发症

预防与康复

1. 对于急性并发症，应尽快补液以恢复血容量，纠正失水状态；降低血糖；纠正电解质紊乱和酸碱失调；积极寻找和消除诱因。

2. 对于慢性并发症，应长期控制好血糖，糖化血红蛋白应尽量控制在 6.5% 以下。

3. 糖尿病眼病可以在控制好血糖的前提下进行手术治疗，如激光治疗糖尿病性视网膜病变或玻璃体切割术、白内障切除术等。

4. 对于糖尿病足应在控制血糖、改善微循环、营养支持的基础上，根据足损伤的程度，采用减压、清创、伤口敷料、控制感染、血管重建、截肢等多种治疗措施。

5. 对于糖尿病周围神经病变应严格地控制血糖在正常范围；改善微循环，保护神经，补充维生素 B12，进行合适的止痛治疗。

6. 对于糖尿病心脏病和糖尿病脑血管病，应严格控制血糖，纠正糖代谢紊乱；改善生活方式，包括戒烟、节制饮酒、限制钠盐、适当锻炼等；服用适当的维生素、抗氧化剂、血管活性药物、抗栓药物；控制危险因素，对高血压、肥胖、高脂血症等进行预防和处理。

第三节 高脂血症

　　高脂血症是指血浆中血脂超过正常水平,具体可包括胆固醇、甘油三酯和类脂(如磷脂)。与疾病密切相关的血脂主要是胆固醇和甘油三酯,其他还有游离脂肪酸和磷脂等。而胆固醇则又分成低密度脂蛋白胆固醇(LDL-C)和高密度脂蛋白胆固醇(HDL-C)等。在临床上,一般进行空腹血脂测定,包括总胆固醇、甘油三酯、LDL-C 和 HDL-C,来初步筛查有无高脂血症。大家需要知道的是高脂血症并不是最终疾病诊断,而应该积极地寻找引起血脂升高的病因,尽量明确诊断,比如肥胖、饮酒过度、糖尿病、肾病综合征、冠心病、甲状腺疾病都可能会引发高脂血症。虽然控制好血脂,可以预防血管硬化,减少心脑血管疾病、胰腺炎等的发生,但是血脂不是控制得越低越好。为了尽快降血脂或者血脂降得过低,自行调整剂量或联合多种降血脂药物的做法是危险的,可能会引起肝功能损害、横纹肌溶解等不良反应。

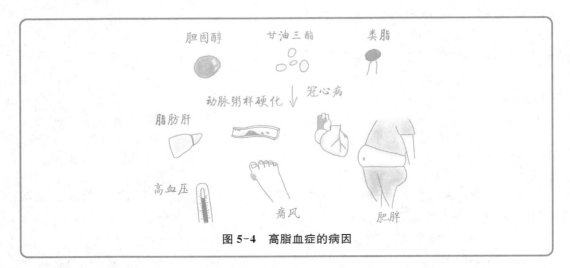

图 5-4　高脂血症的病因

预防与康复

　　1. 高脂血症患者首先应改变不良生活方式,比如肥胖的患者应减轻体重,进行有氧运动,避免摄入浓缩糖,避免使用可升高血清甘油三酯水平的药物、食物,糖尿病患者须严格控制血糖。

　　2. 饮食上建议低热量膳食,应着重于"少吃"以减轻体重,减少碳水化合物的摄入,尤其是高生糖指数食物和高果糖食物以及精制糖、果汁和高果糖饮料。

　　3. 避免酗酒,因为大量饮酒可导致甘油三酯水平大幅上升,可能促发胰腺炎。

　　4. 降血脂的药物有导致肝脏损伤、引发横纹肌溶解等副作用,建议在医生的指导下合理服用。

第四节 痛 风

痛风是指尿酸产生过多或排出不畅,尿酸盐结晶沉积于关节、骨骼和软组织而引发的一系列的临床综合征。痛风患者经常会在夜晚出现突然性的关节疼,好发于第一跖趾关节(脚大蹈趾关节),出现比较典型的疼痛、水肿、红肿表现,一般疼痛会自发缓解,持续几天或几周不等。痛风需要通过测量血尿酸,以及找到明确的病发部位才能诊断,单纯的尿酸高,不能诊断是痛风。痛风诊断后需积极地寻找原发病因如尿酸氧化酶缺乏,或继发性疾病如慢性肾脏病。

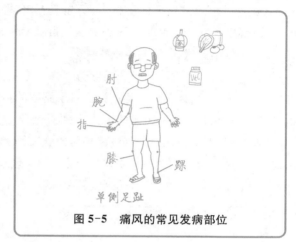

图 5-5 痛风的常见发病部位

关于痛风的治疗主要有两个方面:一是急性发作期,需要及时止痛等对症处理;二是缓解期,主要是控制尿酸水平,改变生活方式,预防痛风发作。

预防与康复

1. 降尿酸:把血尿酸水平降至正常或接近正常可使患者直接受益,但不是越低越好。

2. 减肥:肥胖和体重增加是新发痛风的危险因素之一,减轻体重可降低风险。

3. 多饮水、勤排尿:可以加速尿酸排出。

4. 提倡健康饮食:动物内脏、肉类、荤汤和海产品,含酒精的饮品,果糖或蔗糖含量高的碳酸饮料和果汁等都是痛风的危险饮食类型。

5. 有效的治疗痛风共病,如高血压、肥胖、糖尿病、高脂血症、动脉粥样硬化等,也可以有效地减少痛风发作。

6. 维生素 C 可能具有微弱但持久的降低尿酸作用,建议在医生的指导下服用。

第五节　肥　胖　症

疾病介绍

　　肥胖症是临床上一组常见的代谢症群,医生一般用"体质指数"[BMI,BMI＝体重(kg)/身高(m)^2]来判定一个人是处于体重低下、正常还是超重。正常体重:BMI＝18～23.9;超重:BMI＝24～27.9;轻度肥胖:BMI＝28～29.9;中度肥胖:BMI＝30～34.9;重度肥胖:BMI≥35。肥胖的病因与遗传、生活饮食方式、代谢性疾病有关。

　　肥胖可引起并发症显著增加甚至死亡,并发症包括糖尿病、高血压、血脂异常、心脏疾病、脑卒中、睡眠呼吸暂停,以及癌症等。目前对于肥胖的治疗,主要包括生活方式干预(膳食、锻炼和行为改变)。积极进行生活方式的干预,但效果不理想的患者可以通过药物或手术来治疗。但是要注意,减肥药物很多具有肝肾毒性,切勿自己在网上购买减肥药,而应在内分泌科医生的指导下合理使用,并检查肝肾功能的变化。减肥手术,是通过缩小胃的容量,从源头上减少营养物质的吸收,需要根据具体的病因来选择是否手术。

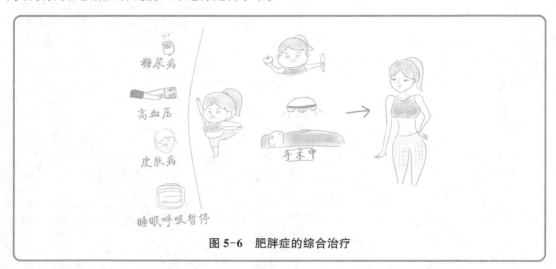

图 5-6　肥胖症的综合治疗

预防与康复

　　1. 减肥的精髓在于:第一,少吃、多动;第二,坚持。

　　2. 制订合理的减重计划,建议缓慢减重 10%～20%,而不一定要减到正常体重。

　　3. 了解食物热量组成,要对不健康或高热量的食物说不,比如薯条、饼干、糕点和其他零食;不要进食任何含糖饮料,包括汽水、运动饮料和所有的果汁。

　　4. 推荐每天进行至少 1 h 的体力活动,比如游泳、球类运动、跳舞等。

　　5. 对于重度肥胖的病人可考虑减重手术,注意术后康复及保持健康的生活方式。

第六节 骨质疏松

疾病介绍

　　骨质疏松是一种使骨骼变得脆弱的疾病,骨质疏松患者很容易发生骨折,比如有时会在家中跌倒后骨折,后果可能会很严重,尤其是髋部骨折,患者可能会丧失自己行走的能力;老年患者多会在疗养院终老,所以必须尽早开始避免骨折。一般在发生骨折前,骨质疏松并不会引起什么明显的症状,专家推荐年龄大于 65 岁的女性接受骨密度检测,因为该年龄段的女性发生骨质疏松的风险最高,最好的检查方法是双能 X 线吸收法骨密度检测。对于骨质疏松的治疗,医生通常会建议使用二磷酸盐药物。

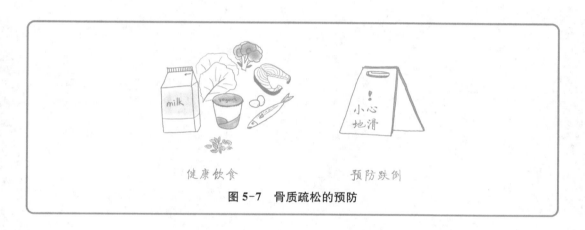

健康饮食　　　　　　预防跌倒

图 5-7　骨质疏松的预防

预防与康复

　　1. 对于骨质疏松以及骨折的预防,最重要的有两点:第一,努力改善生活方式来保持骨骼健康;第二,预防跌倒。

　　2. 建议进食富含钙和维生素 D 的食物,如虾皮、奶制品和豆制品,添加了维生素 D 的奶和海洋鱼类,或者服用钙和维生素 D 药片(如果不能从食物中获取足够量的话)。

　　3. 适当户外运动,每天至少 30 min,一周数日。

　　4. 戒烟,限制饮酒量,一日最多饮酒 1～2 标准杯。

　　5. 预防跌倒:地板防滑,电线收好,充分照明,穿结实、舒适的橡胶底鞋子等等。

第六章
甲状腺与乳腺疾病

第一节　甲状腺结节

疾病介绍

甲状腺结节是指甲状腺上的小肿块。大多数甲状腺结节患者没有临床症状,往往通过体检或者B超意外发现。大部分甲状腺结节对身体无明显危害。合并甲状腺功能异常时,可出现相应的临床表现。部分患者由于结节压迫周围组织,出现声音嘶哑,呼吸、吞咽困难等压迫症状。

触诊和B超是检出甲状腺结节最重要的方法;血液学甲状腺功能检查能了解甲状腺相关激素分泌情况;核素扫描能提供甲状腺功能活动情况;颈部CT和MRI可提供结节影像及甲状腺与周围组织的解剖学关系。如果高度怀疑恶性,可予细针穿刺检查,如果结果是恶性,可行手术切除治疗。即使是恶性肿块,也不用太担心,甲状腺肿瘤预后较好,大部分患者可长期存活。

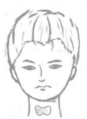

良性结节
1. 良性结节性甲状腺肿
2. 慢性淋巴性甲状腺炎
3. 单纯/出血性囊肿
4. 滤泡性甲状腺腺瘤
5. 亚急性甲状腺炎

恶性结节
1. 滤泡状癌
2. 低分化癌
3. 髓样癌
4. 未分化癌
5. 甲状腺乳头状癌

图 6-1　甲状腺结节的发病因素

预防与康复

1. 有甲状腺癌家族史或甲状腺结节高发地区者,发生甲状腺结节及进一步发展至甲状腺癌的可能性较大,应定期完善触诊、B超和甲状腺功能等检查。

2. 如男性患有甲状腺结节,应更加重视。

3. 甲状腺结节有5%～15%的概率转化为恶性,即甲状腺癌。如B超提示结节为实性低回声,结节内血供丰富,结节形态和边缘不规则、晕圈缺如,微小钙化、针尖样弥散分布或簇状分布的钙化,颈部淋巴结呈圆形、边界不规则或模糊、内部回声不均、内部出血钙化等,提示甲状腺癌的可能性大。

第二节 甲状腺功能亢进

疾病介绍

甲状腺功能亢进(简称甲亢)分为原发性甲亢、继发性甲亢和高功能腺瘤。甲亢的常见症状有：怕热出汗,进食和便次增多,体重减少,心跳增快,心悸等。

原发性甲亢最常见,多见于女性,表现为甲状腺弥漫性、两侧对称性肿大,常伴眼球突出,故又称为"突眼性甲状腺肿"。

B超、甲状腺摄碘率、血液学甲状腺功能检查等可明确甲状腺性质及病变程度。治疗上主要对甲亢患者做抗甲状腺亢进治疗,改善症状,减少并发症的发生。甲状腺功能亢进症的治疗方式主要有甲状腺药物治疗、放射碘治疗和手术治疗。放射碘治疗对于孕妇和哺乳期妇女是绝对禁忌。

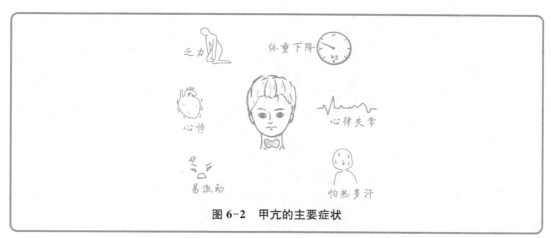

图6-2 甲亢的主要症状

预防与康复

1. 出现情绪易怒、食欲增加、体重减轻、怕热、月经增多等异常变化,应考虑甲亢的可能。

2. 适当休息,补充足够热量和营养,限制碘的摄入。精神紧张、不安或失眠者,可适当给予镇静剂。

3. 抗甲状腺药物、放射性[131]I和手术是治疗甲亢的主要方法。一般根据年龄、病情、病程、并发症、合并症,以及患者的意愿、医疗条件和医师的经验等选择适合的方案。

4. 如果放射性治疗或手术治疗后使甲状腺功能减退,可予口服补充甲状腺激素替代治疗,需定期复查甲状腺功能,不可自行随意中断服用药物。

第三节 甲状腺功能减退

疾病介绍

甲状腺功能减退(简称"甲减")是由于甲状腺激素合成及分泌减少,生理效应不足,导致机体代谢降低的一种疾病。甲状腺功能减退的病因以自身免疫损伤(以桥本甲状腺炎、亚急性淋巴细胞性甲状腺炎)为最常见,其次为甲状腺手术、^{131}I治疗后等。

主要临床症状有:乏力、怕冷,面色苍白,眼睑和颊部虚肿,表情淡漠,全身皮肤干燥、增厚、粗糙多脱屑,非凹陷性水肿,毛发脱落;记忆力减退,智力低下,嗜睡,反应迟钝;心动过缓,血压低;厌食,腹胀,便秘;肌肉软弱无力,女性闭经,男性阳痿、性欲减退。

检查主要是抽血查甲状腺功能包括游离三碘甲状原氨酸(FT3)、游离四碘甲状原氨酸(FT4)、促甲状腺激素(TSH),主要看促甲状腺激素水平。治疗上予口服甲状腺素及对症治疗。

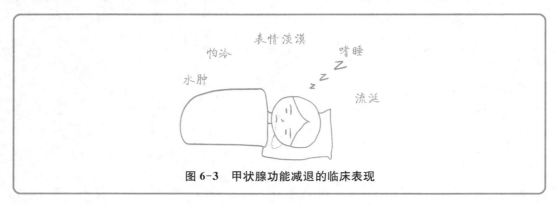

图6-3 甲状腺功能减退的临床表现

预防与康复

1. 儿童甲状腺激素减低易发生呆小病。患儿表情呆滞,智力低下,发音低哑,颜面苍白,眶周浮肿,两眼距增宽,鼻梁扁塌,唇厚流涎,舌大外伸,四肢粗短、鸭步,需谨慎对待。

2. 甲减患者需终身替代治疗;如果不治疗或不规律服药容易发生黏液性水肿昏迷(即甲减危象),有生命危险。

3. 定期检测甲状腺功能,维持TSH在正常值范围。一般规律治疗,不影响工作生活。

4. 注意休息,适当活动,合并心肾功能不全及黏液性水肿者,应卧床休息。

5. 对皮肤干燥者每天用温水擦浴并涂润肤油,以防干裂、脱屑。

6. 宜高蛋白、高维生素、低钠、低脂饮食。补充充足水分,每天进水2 000~3 000 mL。

7. 桥本甲状腺炎所致甲状腺功能减退者避免摄取含碘的食物和药物。

第四节 乳 腺 癌

疾病介绍

乳腺癌是目前中国女性最常见的恶性肿瘤,恶性程度不一。早期可无明显症状,自检时发现乳房或腋下无痛性小肿块,乳房皮肤凹陷或呈"橘皮样",乳头偏斜或凹陷,乳头血性分泌物。

相关检查包括乳房触诊、B超、钼靶X光片、肿块和前哨淋巴结穿刺活检等。

乳腺癌最有效的治疗方法是手术切除,并根据情况考虑是否进行化学治疗、放射治疗、内分泌治疗和靶向治疗等。

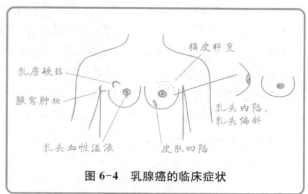

图 6-4 乳腺癌的临床症状

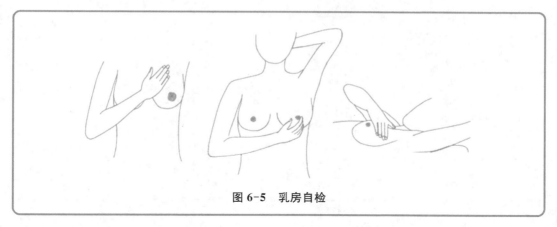

图 6-5 乳房自检

预防与康复

乳腺癌是可防可治的,只要早期发现并接受规范治疗,患者的长期生存率可明显提高。

1. 出现乳房肿块、乳头凹陷或者乳头溢液等,应及时就医。

2. 摆脱恐癌心理,去除害羞心理,乳房有问题及时就诊。

3. 生活健康、规律,心情舒畅。

4. 不乱用外源性雌激素。

5. 定期乳房自检。

6. 中老年女性为乳腺癌高发人群,40岁以上女性应每年进行乳房的相关检查。

7. 乳腺癌有遗传倾向,近亲中有乳腺癌患者的话,需提高自检和就医检查频率。

第五节 乳腺增生

疾病介绍

乳腺增生病是指乳腺组织局部增厚或有多个大小不等的结节。乳腺增生一般发生在乳腺小叶中,也叫乳腺小叶增生。乳腺增生既不是炎症,也不是肿瘤。主要是由于内分泌紊乱,雌激素过多、孕激素不足导致的。乳腺增生的主要临床特点是乳房结节、周期性肿胀疼痛。乳腺增生有一定的癌变风险,概率约2%～3%,需重视,但不需太过紧张。

乳房触诊、乳腺X线检查、乳腺病灶穿刺活检、乳房超声、乳腺MR都是临床上常用的检查方法,乳腺病灶穿刺活检是诊断和排除乳腺癌的金标准。治疗上以止痛、调节心理压力为主。如遇到与乳腺癌不易区分的乳腺结节,可考虑手术切除。

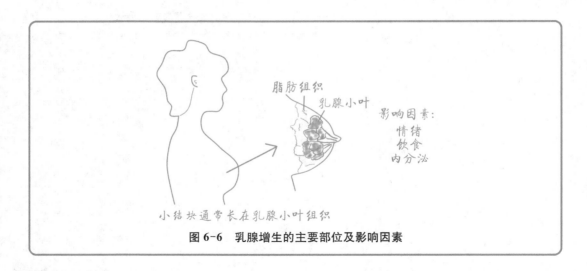

脂肪组织
乳腺小叶
影响因素:
　情绪
　饮食
　内分泌

小结块通常长在乳腺小叶组织

图 6-6　乳腺增生的主要部位及影响因素

预防与康复

1. 乳腺增生向乳腺癌过渡有一个漫长的过程:正常乳腺组织－乳腺增生－非典型增生(轻度、中度、重度)－原位癌－浸润癌。因此,非典型增生之前是安全的。

2. 生活规律,不吸烟饮酒,劳逸结合,保持性生活和谐。多运动,保持心情舒畅。

3. 少吃油炸食品、动物脂肪、甜食及进补食品,多吃蔬菜、水果、粗粮。

4. 自我乳腺检查(具体方法见乳腺癌章节)和定期复查即能及早发现乳腺小叶增生及肿瘤。

5. 中医中药有一定效果,如果采取中医中药治疗,建议到正规医院。

6. 乳腺增生是常见病,患者应克服恐惧心理到正规医院就诊。

第七章
风湿免疫系统疾病

第一节　类风湿性关节炎

疾病介绍

　　类风湿性关节炎是一种原因不太明确的自身免疫性疾病,好发于中青年女性。其典型的特征是手、足小关节的多关节、对称性的关节炎症,常常导致关节畸形及功能丧失。

　　类风湿性关节炎最典型的症状是晨僵,就是早晨起床时手指关节僵硬、活动不灵活的主观感觉,有时甚至需要一两个小时才能缓慢恢复。其他严重症状还有关节痛、关节肿胀、关节畸形等。上述典型症状联合血清类风湿因子(RF)阳性、X线片出现骨质疏松、关节腔狭窄等改变可诊断该病。

　　目前类风湿性关节炎不可根治,治疗的主要目标是减轻关节炎症反应,抑制病变发展,防止不可逆骨质破坏,尽可能保护关节和肌肉的功能,最终达到病情完全缓解或降低疾病活动度的目标。以药物治疗最为重要,其他治疗方法还包括手术治疗、关节康复锻炼等。具体治疗原则因人而异。

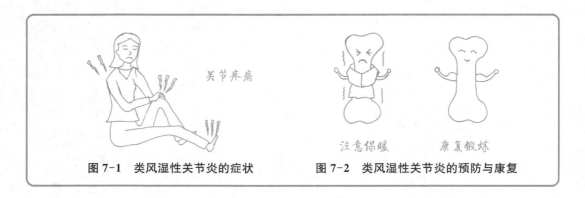

关节疼痛

注意保暖　　康复锻炼

图 7-1　类风湿性关节炎的症状　　　图 7-2　类风湿性关节炎的预防与康复

预防与康复

　　1. 患者应时时刻刻注意关节保暖,避免再受风寒而使病情加重。

　　2. 防止精神刺激和精神过度紧张,保持愉快的心情、乐观的情绪。

　　3. 类风湿性关节炎急性期应在药物治疗的基础上多休息,尽量少活动关节。

　　4. 在缓解期,患者应进行有规律、有计划的关节功能康复锻炼,保持关节的活动范围与肌力,防止肌肉萎缩。康复锻炼非常重要,且必须在正规医院风湿科或康复科医生指导下进行。

　　5. 遵医嘱使用药物,如非甾体抗炎药、抗风湿药、糖皮质激素、生物制剂等。

　　6. 做到疾病管理,定期检查,自我保护,减少复发。

第二节　系统性红斑狼疮

疾病介绍

系统性红斑狼疮是一累及全身多个系统的自身免疫病,可造成明显的免疫紊乱。主要症状有低热,关节痛,蛋白尿,心包炎,胸腔积液,双面部和鼻梁部位蝶形红斑,甚至出现精神障碍,癫痫发作。

系统性红斑狼疮的诊断主要是免疫学检查。抗核抗体(ANA)是筛选系统性红斑狼疮的最好指标,几乎所有的系统性红斑狼疮患者ANA均为阳性,而且滴度较高;抗双链DNA抗体和抗Sm抗体对红斑狼疮诊断具有高度特异性。

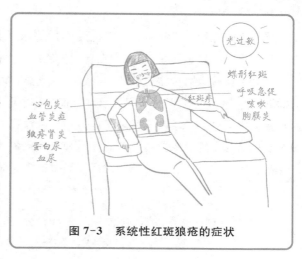

图7-3　系统性红斑狼疮的症状

预防与康复

1. 避免阳光照射,如夏天戴帽子及穿长袖。

2. 寒冷刺激可导致本病复发,气候变化或季节转换时要随时加减衣服,以防受凉。

3. 系统性红斑狼疮好发于生育年龄女性。因此,处于生育期的已婚妇女能否妊娠,何时可以妊娠,妊娠后应该注意什么问题,必须接受专科医生指导。

4. 急性期病人卧床多休息,病情稳定的患者注意劳逸结合。

5. 保持良好的情绪状态,维持免疫功能的相对稳定。

6. 做到疾病管理,定期检查,自我保护,减少复发。

7. 药物使用需谨慎,避免药物如青霉素、磺胺类药物等诱发疾病。

遵医嘱使用药物,如抗炎药、糖皮质激素、免疫抑制剂、抗凝药等。在糖皮质激素、免疫抑制剂等药物的使用过程中,也可能出现机体免疫力下降、骨质疏松等副作用,但因其具有良好的治疗效果,请遵医嘱坚持使用。

第三节　强直性脊柱炎

疾病介绍

　　强直性脊柱炎是一种常见的脊柱关节炎,好发于青年,尤其是男性。典型的症状为腰、脊柱、下肢等部位的酸痛不适,并且症状在夜间休息或者久坐时较重,活动后可以缓解。

　　强直性脊柱炎可依据持续3个月以上的腰痛(休息没有改善,活动改善)、腰椎活动受限、胸廓活动受限、X线片出现关节间隙增宽或狭窄等表现进行诊断。

　　强直性脊柱炎由于临床表现多样并且有着潜在的严重后果,因此需要在风湿科医生协调下做多学科联合治疗。主要通过控制症状和炎症来最大限度地提高患者的生活质量,避免远期畸形等情况的出现。主要包括药物治疗和规律锻炼等非药物治疗。

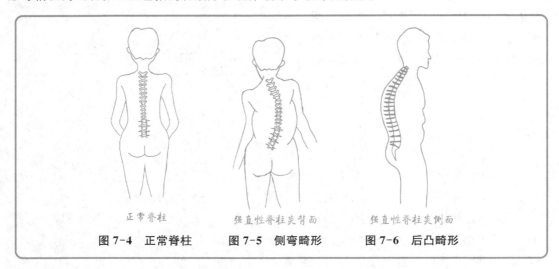

图7-4　正常脊柱　　　　图7-5　侧弯畸形　　　　图7-6　后凸畸形

预防与康复

　　1. 需要同时兼顾药物和非药物治疗。

　　2. 适当锻炼,尤其在医生的指导下针对脊柱、胸廓、髋关节等进行康复锻炼。

　　3. 睡硬板床、低枕,避免过度负重和剧烈运动。

　　4. 非甾体抗炎药由于良好的治疗效果,可作为有疼痛和晨僵的强直性脊柱炎患者的一线用药;对于有持续活动性症状的患者倾向维持治疗。但耐受不良或者有禁忌证等的患者,可更换对乙酰氨基酚、阿片类药物等镇痛药。治疗措施因人而异,请务必咨询正规医院风湿科医生。

第四节 干燥综合征

疾病介绍

干燥综合征(SS)是一种主要累及外分泌腺体的慢性炎症性自身免疫病。人体的免疫系统正常时处于一个平衡状态,可以抵御疾病,守护健康。当免疫系统攻击泪腺、唾液腺器官,使其功能发生障碍,不能分泌足够的泪液或唾液,人体感到眼干和口干的症状,就会发生干燥综合征。

如果一个人持续存在眼干或口干、腮腺肿大、不明原因的龋齿,或者血清学试验结果异常[如抗 Ro/SSA 和(或)抗 La/SSB 抗体、类风湿因子和高球蛋白血症],要警惕是不是有干燥综合征的存在。一般根据典型的眼干口干症状、血液检查异常和唇腺活检结果可以诊断。治疗主要有对症治疗(缓解眼干和口干等)和针对并发症治疗(如改善肺损伤、肝脏损伤、肾脏损伤等)。

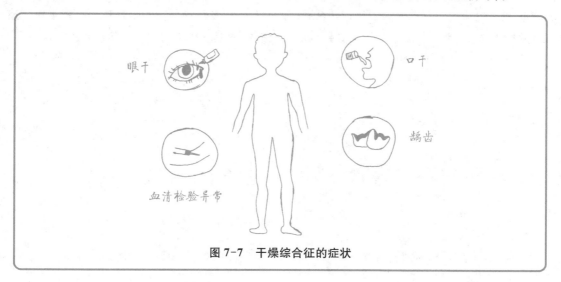

图 7-7 干燥综合征的症状

预防与康复

1. 减轻口干症状,保持口腔清洁,勤漱口,减少龋齿和口腔继发感染的可能。可以涂抹润唇膏和润肤膏,来保持嘴唇和皮肤的湿润。

2. 干燥性角、结膜炎可给予人工泪液滴眼,以减轻眼干症状,并预防角膜损伤。眼干严重的患者可以在医生的建议下使用"湿房镜"。

3. 避免过度使用空调,可在卧室和工作的地方使用加湿器来保持空气的湿度。

4. 肌肉、关节痛者可用非甾体抗炎药以及羟氯喹。

5. 对出现并发症的,如合并神经系统损伤、肾小球肾炎、肺间质性病变、肝脏损害、血小板低等要积极治疗。

第五节 皮 肌 炎

疾病介绍

皮肌炎是一种骨骼肌非化脓性炎症性疾病,病因未明,属于特发性炎症性肌病。皮肌炎引起全身性系统损害,主要有肌肉皮肤、心、肺、肾的损伤。特征性表现为对称性四肢主干肌无力,双眼上睑出现的紫红色水肿性红斑、色素沉着,技工手(手指的掌面和侧面出现污秽、暗黑色的横条纹)等。

皮肌炎可依据肌电图检查、组织病理学检查、免疫学检查、血沉(ESR)增快、C反应蛋白(CRP)增高、肌酸激酶(CK)增高、血清自身抗体阳性等进行诊断。由于该病临床表现复杂,因此需要到正规医院进行进一步检查。

皮肌炎的治疗包括原发病的治疗和合并症的治疗。主要措施包括药物治疗和功能训练。皮肌炎是慢性疾病,病程较长。其治疗效果取决于疾病的类型、治疗方案、患者和家属的配合情况。

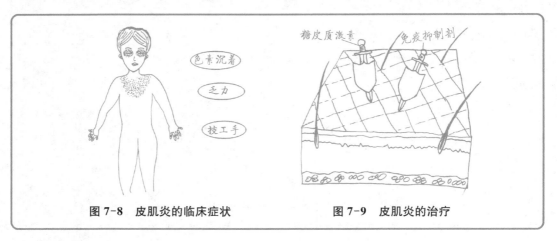

图7-8 皮肌炎的临床症状　　图7-9 皮肌炎的治疗

预防与康复

1. 重症患者应卧床休息,但应早期进行被动运动和功能训练。

2. 治疗前应全面评估,遵循个体化治疗原则。

3. 治疗用药首选糖皮质激素,一般可口服泼尼松,约90%的患者经治疗病情可明显改善。糖皮质激素是治疗用药,不可随意停药;但由于其副作用多,需到正规医院遵医嘱使用。

4. 免疫抑制剂、免疫球蛋白等药物对于重症患者有一定的帮助作用。

5. 积极治疗并发症如间质性肺炎、肺纤维化、心律失常、肾脏功能不全等。

6. 适当锻炼身体,提高免疫力,合理饮食。

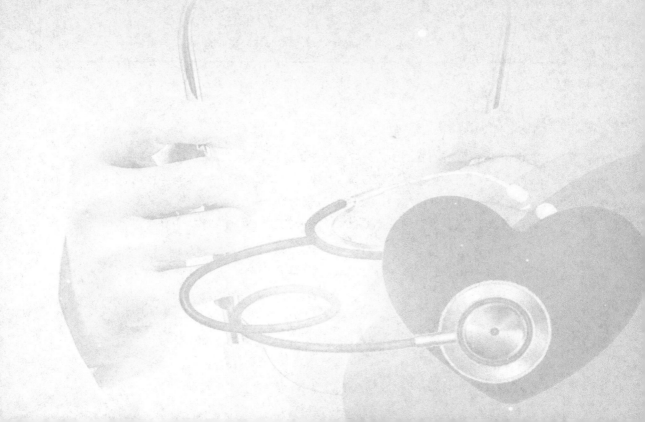

第八章
血液系统疾病

第一节　缺铁性贫血

疾病介绍

　　缺铁性贫血是由于铁摄入不足或者丢失过多,体内血清铁、贮存铁减少导致血液中血红蛋白合成障碍,从而使得红细胞变小,血红蛋白减少引起贫血症状的一类疾病。

　　缺铁性贫血的病因:(1)铁摄入不足,如婴幼儿生长发育需铁量大而补充不足;(2)铁丢失过多,如消化性溃疡(胃溃疡或十二指肠溃疡)、长期呕血或便血等慢性失血疾病,女性月经过多及饮食缺铁等;(3)铁吸收障碍,如胃大部切除术后。

　　缺铁性贫血的主要表现为头晕、乏力、易疲劳,眼花、耳鸣、易心慌等常见症状,最明显的体征为面色苍白、嘴唇苍白,精神差。血常规、血清铁及血清铁蛋白检测即可确诊。

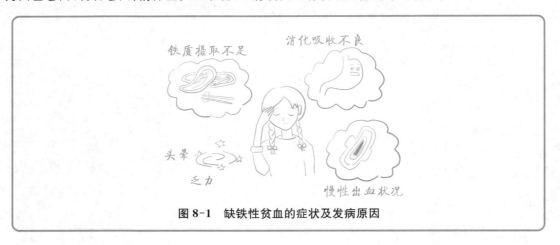

图 8-1　缺铁性贫血的症状及发病原因

治疗与预防

　　1. 积极治疗原发病,找到引起体内铁减少的原因,从源头上积极治疗控制。

　　2. 补充外源性铁,提高体内贮存铁。饮食上建议多吃猪、牛、羊肉等红肉,多吃动物内脏如猪肝、猪血等,也可以口服铁剂或者注射铁剂治疗。

　　3. 均衡饮食,尤其是婴幼儿不要挑食。多补充维生素、蛋白质。

第二节 紫　癜

疾病介绍

　　紫癜是由于血管壁或血小板结构、功能异常引起的一类出血性疾病,约占出血性疾病总数的1/3,包括血管性紫癜和血小板性紫癜。最常见的紫癜有遗传性出血性毛细血管扩张症和过敏性紫癜。另外,阿司匹林和双嘧达莫等抗凝药也可引起继发性血小板功能异常。

　　主要表现为广泛的皮肤黏膜出血等常见症状,最明显的体征为四肢远端出现紫癜或瘀斑。

　　血常规、凝血功能及血小板功能检测是诊断紫癜的重要实验室方法。

　　不同类型的紫癜治疗上有些区别。(1)过敏性紫癜:一定要首先消除致病因素,避免再次接触过敏原,停止服用过敏的药物、食用过敏食物;如有上呼吸道感染,应积极抗感染。(2)血管性紫癜:应积极使用抗组胺药或糖皮质激素,辅以改善血管通透性的药物。(3)血小板性紫癜:尤其是特发性血小板减少性紫癜(ITP),积极使用糖皮质激素如泼尼松或大剂量的地塞米松治疗。糖皮质激素效果不佳时可联合使用免疫抑制剂。

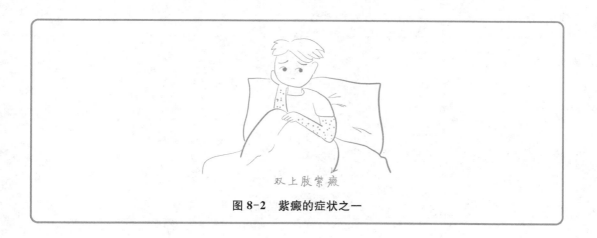

双上肢紫癜

图 8-2　紫癜的症状之一

预防与康复

　　1.注意休息,日常生活中避免外伤,避免服用阿司匹林类抗血小板聚集药物。

　　2.加强营养支持,提高自身免疫力。

　　3.注意:过敏性紫癜可合并皮肤、消化道、肾脏、关节和神经系统多个症状,尤其是腹痛,切不可病急乱投医,应到正规医院救治。

第三节 白 血 病

　　白血病是起源于造血干细胞克隆性增殖的一类恶性血液系统疾病。目前病因尚不明确,常认为与装修材料、化疗药物、电离辐射、生物因素(病毒感染和免疫力下降)等有关。可分为急性白血病(包括急性髓系白血病和急性淋巴细胞白血病)和慢性白血病(包括慢性髓系白血病和慢性淋巴细胞白血病)。

　　主要表现为贫血、出血、感染、浸润及高代谢等常见症状,出现浸润现象时,肝脾、淋巴结、骨骼、眼、口腔、皮肤、中枢神经系统和泌尿生殖系统均可受累。

　　血常规、骨髓穿刺活检、免疫学检查(流式细胞检测)、基因检测等检查是诊断白血病的重要方法。

　　白血病的一般治疗主要包括紧急处理高白细胞血症、防治感染、积极处理高代谢疾病和加强营养支持等。抗白血病治疗主要包括两个阶段:(1)诱导缓解治疗,联合化疗,达完全缓解(CR);(2)缓解后治疗(强化巩固和维持治疗),主要通过化疗和干细胞移植(HSCT)。分子靶向药治疗及干扰素等治疗对于特定白血病有较好疗效,如格列卫(治疗慢性粒细胞白血病的第一代酪氨酸激酶抑制剂)。

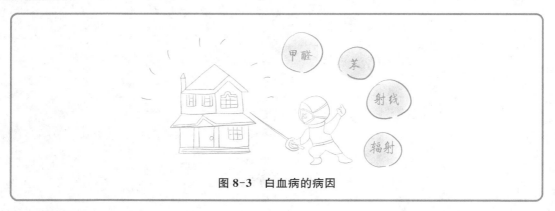

图 8-3　白血病的病因

　　1. 远离白血病的危险因素:人类 T 细胞白血病、病毒(HTLV-1)、化学物质、电离辐射等。

　　2. 细胞形态学(Morphology)、免疫学(Immunology)、细胞遗传学(Cytogenetics)和分子生物学(Molecular biology)分型,即我们常说的 MICM 分型是正确选用化疗方案的前提。同时,应考虑患者的主观意愿和经济承受能力,选择并设计最佳、完整、系统的治疗方案。

　　3. 遵医嘱定期复查,定期监测微小残留灶,预防复发。

　　4. 提高自身免疫力,预防感染。

　　5. 适当补充营养,保持心情愉悦。

第四节 淋 巴 瘤

疾病介绍

　　淋巴瘤是原发于淋巴结或者其他淋巴造血组织的一种血液系统肿瘤,可发生于全身任何部位,是常见的血液系统肿瘤。可分为霍奇金淋巴瘤(HL)和非霍奇金淋巴瘤两种。

　　淋巴瘤主要表现为无痛性、进行性淋巴结肿大,肝脾肿大等常见症状,有时也累及其他部位引起结外病变。最明显的体征为在身体特定部位(如颈部、锁骨上、腋下、腹股沟等)触及肿大的淋巴结,患者可以通过自检发现。

　　医院检查常规行血常规、生化及影像学(如增强 CT 或 MRI)、骨髓或淋巴结病理活检等检查,以确定肿瘤类型。

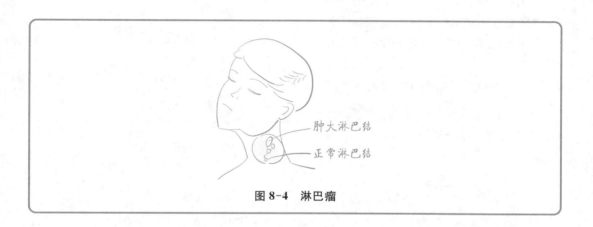

图 8-4　淋巴瘤

预防与康复

　　1. 根据肿瘤分型选择合适的放疗(局部照射杀死肿瘤细胞)或化疗(全身治疗)方案。

　　2. 造血干细胞移植。分为自体造血干细胞移植和异体造血干细胞移植两种。

　　3. 诊断和治疗肿瘤侵犯中枢神经系统。

　　4. 提高机体免疫力,避免感染;均衡饮食,补充维生素、蛋白质;注重卫生,外出建议戴好口罩。

第五节 骨髓穿刺

操作介绍

骨髓穿刺:用骨穿针在骨头中抽取一定量的骨髓液,涂片送检。很多疾病往往需要在穿刺的基础上合并骨髓活检。

需要做骨髓穿刺的情况有:(1) 各类血液病的诊断;(2) 全身肿瘤性疾病是否有骨髓侵犯或转移;(3) 原因不明的发热以及肝脾淋巴结肿大;(4) 某些传染病或寄生虫病需要骨髓细菌培养或涂片找病原体;(5) 诊断某些代谢性疾病,如戈谢(Gaucher)病,只有在骨髓中找到戈谢(Gaucher)细胞,才能确定诊断;(6) 观察血液病和其他骨髓侵犯疾病的治疗反应和判断预后;(7) 骨髓移植时采取足量的骨髓。

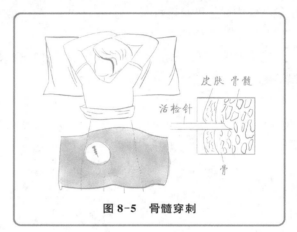

图 8-5 骨髓穿刺

注意以下情况下禁止骨髓穿刺:(1) 躁动不能合作;(2) 患血友病及有严重凝血功能障碍;(3) 穿刺部位皮肤有感染。

骨髓穿刺前注意事项

1. 完善术前检查,包括凝血功能、血常规等检查,密切关注患者的生命体征(体温、脉搏、呼吸和血压)。

2. 术前禁食禁水 6~8 h。

3. 术前需行骨穿部位的多点浸润麻醉。

4. 怀疑血友病则不宜进行骨髓穿刺。

骨髓穿刺后注意事项

1. 密切关注生命体征,如有不适,立即报告医生。

2. 去枕平卧 2 小时,伤口三天内不碰水,保持干燥。

3. 遵医嘱进行原发疾病的相应治疗。

第六节　骨髓移植

　　骨髓移植：又称造血干细胞移植(HSCT)，是对患者进行全身照射、化疗或者免疫抑制剂预处理后，将正常供体或自体的造血细胞重新注入患者体内，从而建立正常的造血和免疫功能。包括自体移植和异体移植两种方式。目前，HSCT 已经成为临床重要的有效治疗方法，也是一项相对成熟的技术。

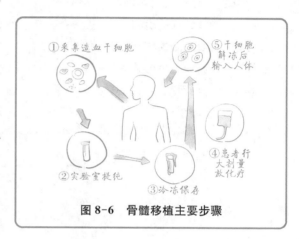

图 8-6　骨髓移植主要步骤

　　需要做骨髓移植的疾病有：(1) 重度再障。对年龄大于 50 岁的重型再障有 HLA 相合同胞者。(2) 造血系统恶性疾病。一般而言，急性白血病(AL)、骨髓增生异常综合征(MDS)多采用异体移植，而淋巴瘤、骨髓瘤多采用自体移植，但也可进行异体移植。(3) 对放、化疗敏感实体肿瘤也可考虑做自体移植。(4) 其他疾病。HSCT 能够治疗某些先天性造血系统疾病和酶缺乏所致的代谢性疾病。

移植前注意事项

　　1. 充分化疗，为新生的造血干细胞创造健康的环境。请遵医嘱，积极配合。

　　2. 完善相关检查，如血常规、凝血功能检查、HLA、心电图等等，需完全符合移植条件。

　　3. 做好充分的心理准备，积极配合，乐观对待，充满信心。

移植后注意事项

　　1. 积极防治并发症，这是关系移植成败的重要部分，务必积极配合医生。

　　2. 加强营养，提高自身免疫力，预防感染。

　　3. 多关心病人，疏导病人情绪。约有 10%～15% 的存活者存在社会心理问题，影响生活质量。

　　4. 移植后密切监测原发病，注意复发。

第七节 输血治疗

操作介绍

输血治疗:将血液或者血制品通过静脉输注给病人的一种治疗方法,目的是改善病情、提高疗效、减少死亡。可分为自体输血和异体输血。

需要输血治疗的疾病有:(1)替代治疗。原发性、继发性血液成分减少或缺乏性疾病,如贫血、血小板减少、血浆凝血因子缺乏、低蛋白血症等,采用"缺啥补啥"原则输血。(2)免疫治疗。自身抗体介导的组织损伤性疾病,需静脉输注丙种球蛋白。(3)置换治疗。血液中某种成分过多或出现异常成分,可采用"边去除,边输注"的输血治疗。(4)移植治疗。造血干细胞移植也是特定情况下的"成分输血"。

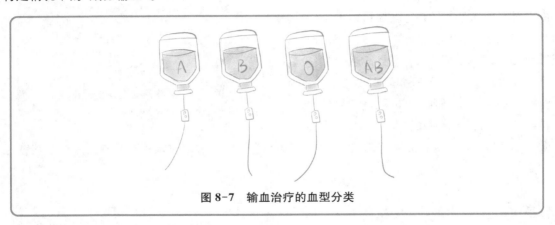

图 8-7 输血治疗的血型分类

注意事项

1. 积极治疗原发病,从源头上积极治疗控制。

2. 输血流程复杂,完成一次输血治疗,程序上至少需要经历申请输血、供血、核血、输血和输血后评价。需要耐心等待,积极配合。

3. 输血后可能会出现溶血、发热、过敏等不良反应,需要理解并积极配合医生进行下一步治疗。

4. 不要到非正规医疗机构输血,因为输血也有一定概率传播病毒性肝炎、艾滋病、梅毒等传染性疾病;而这在正规医院发生率非常低。

5. 输血是一种治疗方式,而不是保健方法,有些人擅自进行自体血液"杂质"过滤回输等,不推荐正常人去做。因为这些疗法对正常人尚无明确治疗作用,而且还有感染病菌、传染疾病的风险。

6. 注意休息,补充营养、高蛋白饮食,防止感染。

第九章
眼科五官口腔疾病

第一节 白内障

疾病介绍

白内障是指晶状体混浊,进而引起看东西不清或者重影,或者看东西时会产生固定的视线遮挡,或者眼前出现固定黑影。年龄、遗传、代谢异常、外伤、中毒、辐射以及局部营养障碍等,都能引起晶状体蛋白质发生变性而引起晶状体混浊,形成白内障。临床上最多见的老年性白内障,一般发生于 40 岁以后,随着年龄增长,发病率逐年增高。

散瞳后,以裂隙灯显微镜下检查晶状体,发现晶状体发生变性混浊,变得不透明,使得矫正视力在 0.7 或以下者,即可诊断为白内障。如果发现视力减退与晶状体混浊程度不相符合时应做进一步的眼科检查,寻找其他眼病。白内障目前尚无有效药物治疗,影响视力、影响生活可以考虑手术治疗,通常采用白内障摘除联合人工晶体植入术来治疗。

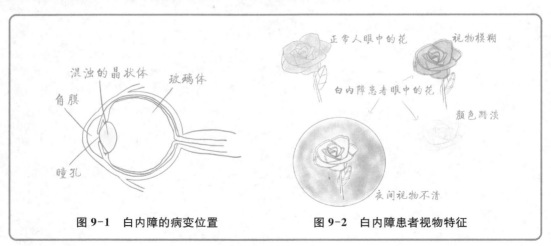

图 9-1　白内障的病变位置　　　　图 9-2　白内障患者视物特征

预防与康复

1. 调整饮食结构,平时多吃蔬菜、水果及富含维生素 C 的食物。

2. 少吃高脂肪、高糖饮食,积极预防高血压、动脉硬化、糖尿病等老年病。

3. 避免长期强光下工作,外出时佩戴遮挡紫外线的墨镜,尽量减少紫外线对眼睛的伤害。

4. 保持平稳心态,消除焦虑、恐惧、紧张情绪及对手术的顾虑。

5. 术后卧床休息,以流食或半流食为主,尽可能避免咳嗽、打喷嚏、低头弯腰等动作。

6. 切忌手揉和碰撞术眼;按时换药和点眼药水,定期复查。

第二节 近 视

疾病介绍

　　在调节放松的状态下,平行光线经眼球屈光系统后聚焦在视网膜之前,称为近视。近视通过散瞳和验光来确诊。近视可分为假性近视和真性近视,假性近视只需要我们在生活中注意饮食、卫生以及用眼习惯,视力一般都能恢复到正常状态。真性近视眼需要佩戴角膜塑形镜恢复或者利用准分子激光近视手术恢复视力。

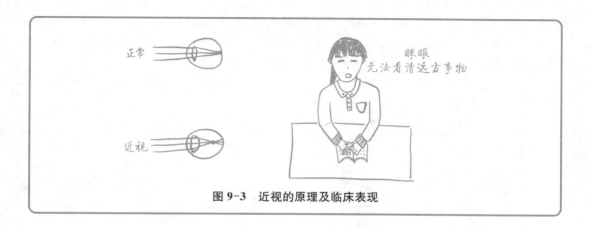

图 9-3　近视的原理及临床表现

预防与康复

　　1. 建立屈光发育档案,密切跟踪视觉发育情况,及时采取必要干预措施,避免或延缓近视发生。

　　2. 看书写作业时坐姿要端正,保持三个——"一尺一拳一寸",用眼 30～40 min,需要休息或者远眺 10～15 min。

　　3. 增加户外活动时间:每天户外活动 2 h 左右,一周要大于 10 h。

　　4. 恢复近视眼远眺法:经常去开阔的地带远望,促使眼部调节放松、眼睫状肌松弛,减轻眼疲劳,一定程度上可以缓解假性近视。

　　5. 真性近视只能通过佩戴眼镜(包括隐形眼镜)、激光手术等方式改善视力。

　　6. 合理的膳食结构:多吃富含钙及维生素 B1 的食物,少吃甜食。

第三节　过敏性鼻炎

疾病介绍

过敏性鼻炎是一种见于具有过敏体质的患者接触了过敏原(多见于花粉、尘螨等)之后,主要发生在鼻黏膜的免疫性疾病。如果不停止与过敏原的接触,过敏性鼻炎会持续发生。

典型症状包括鼻塞、连续多次打喷嚏、大量清水样鼻涕、鼻痒、眼痒以及耳闷。反复发作的过敏性鼻炎会引起鼻息肉以及哮喘的发生。

过敏性鼻炎的确诊主要依靠临床症状(喷嚏、清水样涕、鼻塞、鼻痒等症状出现2项及以上,每天症状持续或累计在1 h以上),门诊医生进行检查常见鼻黏膜苍白、水肿,鼻腔水样鼻涕。此外,变应原皮肤点刺试验、血清特异性检测,以及鼻激发试验可以明确诊断。

过敏性鼻炎一旦确诊,治疗手段主要是避免接触变应原和药物控制症状,由于过敏性鼻炎反复发作可以引起鼻息肉、哮喘,所以应对过敏性鼻炎进行积极的干预。

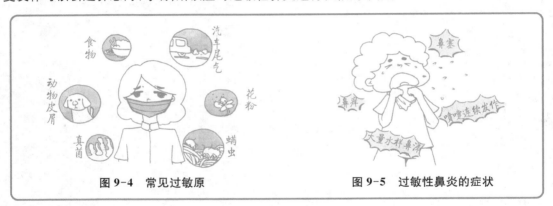

图 9-4　常见过敏原　　　　　　　　图 9-5　过敏性鼻炎的症状

预防和康复

避免接触引起过敏性鼻炎的变应原是减少发作的主要手段。因此明确引起过敏的变应原种类,可以有效地预防和控制该疾病的发生、发展。对于有过敏性鼻炎的患者建议至正规医院进行过敏原检测。

1. 保持室内清洁,尤其是地毯、毛绒玩具、床上用品及窗帘等。

2. 使用空气净化器以达到减少室内尘螨数量的目的。

3. 春秋季节花粉引起的过敏较多,因此尽量减少户外活动,同时佩戴口罩。

4. 饲养宠物也会引起过敏性鼻炎的发作,因此要注意与宠物的接触。

5. 有过敏性鼻炎的症状发生时,最好的手段是避免接触过敏原及服用药物缓解症状;若症状持续两周以上,应尽早去正规医院的耳鼻喉专科检查治疗。

6. 过敏性鼻炎的药物治疗一定要规范,这样才能减少鼻息肉和哮喘的发生,建议在正规医院的耳鼻喉科医生的指导下用药。

第四节 中 耳 炎

疾病介绍

　　中耳炎是一种发生在中耳黏膜的常见疾病,主要有化脓性及非化脓性两种,典型症状包括耳疼、耳鸣、耳闷、耳流脓、听力下降等。发病呈现"两头多中间少"的特点,即老年人、儿童发病多,青壮年发病较少,可能与反复上呼吸道感染,以及基础疾病如糖尿病、高血压等有关。

　　不管哪一种类型的中耳炎,患者的主观感受都比较强烈,一般情况下都会积极就诊。但是由于中耳解剖结构特点,患者必须进行全面的检查才能确诊,例如耳镜、听力检查以及影像学检查。

　　根据中耳炎类型不同,治疗手段也不一样。化脓性中耳炎一般需要进行针对感染微生物的治疗,同时对基础疾病进行控制(如治疗糖尿病)。反复发作的化脓性中耳炎有一定概率引起患者颅脑内感染,因此需要特别注意。而非化脓性中耳炎一般存在邻近呼吸道的问题,需进行相关检查。

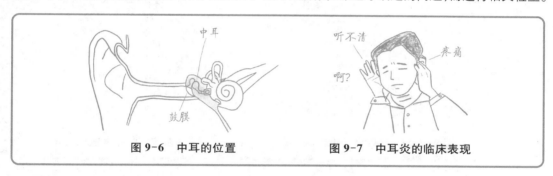

图 9-6　中耳的位置　　　　　　图 9-7　中耳炎的临床表现

预防和康复

　　中耳炎能引起听力损害,甚至颅脑感染,需积极治疗。引起中耳炎的原因较多,主要与基础疾病、抵抗力及邻近呼吸道疾病相关,同时也与生活习惯相关,因此需要从以下方面入手进行预防。

　　1. 适当增加体育锻炼,增强身体的抵抗力。

　　2. 不抽烟、喝酒,尽量避免辛辣、生冷的食物。

　　3. 积极治疗上呼吸道感染性疾病。

　　4. 擤鼻涕时,一次擤一个鼻孔,勿同时擤两个鼻孔。

　　5. 游泳及洗澡时要注意防止水进入耳朵。

　　6. 勿经常掏耳朵。

　　7. 控制糖尿病、高血压等基础疾病。

　　8. 对于反复发作的中耳炎应至正规医院的耳鼻喉科全面检查,防止颅脑感染,必要时需要手术治疗。

第五节 声 带 息 肉

疾病介绍

声带息肉是一种多见于用嗓过多人群的良性增生性病变,典型症状为声音嘶哑、发声费力。体积较大的息肉可以阻塞声门,导致呼吸困难从而威胁到生命。

由于声带位置较深,声带息肉的确诊主要依靠症状(声音嘶哑、发声费力)、不良的生活习惯(过度用嗓、错误发声)和电子喉镜检查。

声带息肉一旦确诊,治疗手段主要是手术治疗。由于声带息肉的发生很大程度上跟生活习惯有关,因此术后需要避免接触致病因素并改变不良的用嗓习惯,防止复发。

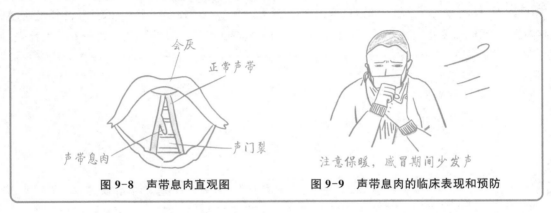

图 9-8 声带息肉直观图   图 9-9 声带息肉的临床表现和预防

预防和康复

1. 减少发声、科学的发声训练均可一定程度上预防声带息肉的发生。

2. 不抽烟、喝酒,咖啡、浓茶以及辛辣、生冷的食物应尽量避免。

3. 反复发生的上呼吸道感染是声带息肉发生的诱因之一。

4. 注意说话的音调和响度,不宜太低或过高。

5. 注意让声带休息,避免长时间用嗓。

6. 感冒时应尽量减少发声。

7. 女性生理期时减少过度发声。

8. 有声音嘶哑情况时,最好的手段是噤声;若声音嘶哑症状持续两周以上,应尽早去正规医院耳鼻喉科检查治疗。

9. 一旦确诊声带息肉,药物及一些中药含片均无效,治疗的手段只有手术。

第六节 咽 喉 炎

咽喉炎是一种发生在咽喉部、以咽喉部局部症状为主的常见疾病,分为急性咽喉炎和慢性咽喉炎。多见于成年人,病程较长,容易反复发作,严重影响患者生活质量。

典型症状包括咽喉不适、异物感、烧灼、干痒及疼痛等。由于咽喉炎病变主要在黏膜层,常引起黏膜层杯状细胞分泌功能亢进,黏液分泌增多,患者常感黏白痰较多,且不易咳出。

根据病史、症状及体征就可以确诊咽喉炎。但是咽喉炎需要与某些急性传染病及恶性肿瘤鉴别,因此反复发作、治疗效果不佳的咽喉炎建议至正规医院的耳鼻喉科全面检查。

由于咽喉部是呼吸、消化的共同通道,因此病毒、细菌、食物残渣、刺激性食物及气体常通过反复刺激咽喉引起疾病的发生。此外全身抵抗力减弱、疲劳、受凉、长期用嗓过度以及邻近器官的病变(如胃食管反流、鼻炎等)也常是本病的原因。

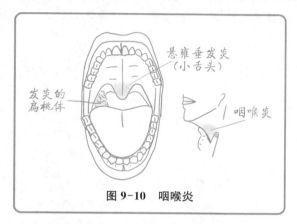

图 9-10 咽喉炎

由于咽喉炎的发生与生活习惯密切相关,因此健康积极的生活习惯可以有效缓解咽喉炎症状。

1. 加强锻炼,增强呼吸功能。

2. 经常开窗通风,保持空气流通,避免接触空气污浊的环境。空气不佳时佩戴口罩,做好防护措施。

3. 积极治疗上呼吸道感染,尤其是鼻炎,避免口呼吸。

4. 保持口腔清洁,定期进行口腔检查。

5. 尽量避免进食辛辣刺激食物。

6. 积极治疗消化系统疾病,避免胃酸对咽喉部的刺激。

7. 避免用嗓过度。

8. 对于反复发作、治疗效果不佳的咽喉炎建议至正规医院的耳鼻喉科进行全面检查。

第七节 鼻 咽 癌

鼻咽癌是发生于鼻咽的一种恶性肿瘤,最常发生的部位就是鼻咽部的咽隐窝,是耳鼻咽喉头颈外科最多见的恶性肿瘤。根据调查,全世界80％的鼻咽癌患者都发现于中国。典型的症状包括回嗅涕中带血、鼻塞、耳闷感、耳鸣、听力下降、头疼以及淋巴结肿大。患者出现上述症状后需行鼻咽部 CT 或 MR 扫描,如发现异常肿物,需要根据 CT 或 MR 显示的位置进行鼻咽镜检查,发现肿块取活检,进行病理检查。

鼻咽癌对放射治疗敏感,因此首选放疗。早期可行手术、放疗或手术加放疗。中晚期以放疗加化疗为主。

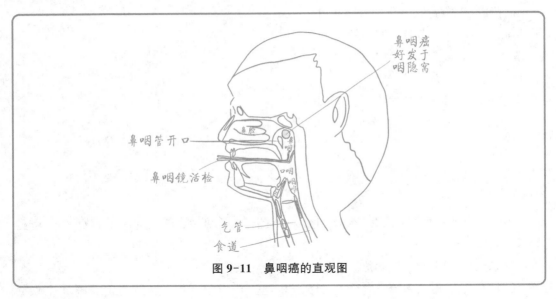

图 9-11 鼻咽癌的直观图

1. 如果出现鼻塞、涕中带血、耳闷堵感、听力下降、复视及头痛等症状,一定要到正规医院的耳鼻喉科就诊。

2. 饮食宜清淡,少食用腌制食物,如咸鱼、腊肉、香肠、酸菜等。

3. 戒烟,酒宜节制。

4. 远离刺激性强的烟,如蚊香、拜神用的香燃烧产生的烟等。避免暴露于雾霾中。

5. 家族中若有鼻咽癌病例者,应定期做检查。

第十章
泌尿系统疾病

第一节　慢　性　肾　炎

疾病介绍

　　慢性肾炎是一种免疫炎症疾病,全称是慢性肾小球肾炎。该病易复发,持续进展,病程长,病情迁延,最终至慢性肾衰竭。

　　慢性肾炎可依据血尿、蛋白尿、水肿、高血压进行临床诊断,进一步明确则依靠肾脏活检穿刺,进行病理诊断。

　　慢性肾炎的治疗主要分为非免疫治疗和免疫抑制治疗。病理类型不同,药物的种类、剂量、疗程不同。健康的生活方式、定期随访复查至关重要。

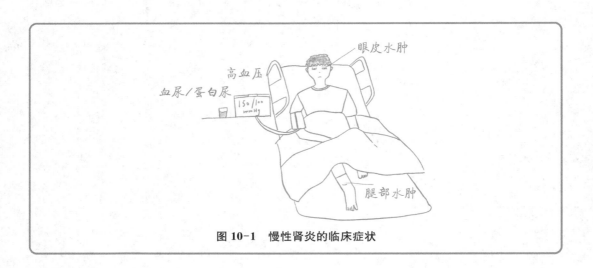

图 10-1　慢性肾炎的临床症状

预防与康复

　　1.有慢性肾炎的患者首先需要注意预防各种感染,以免加重肾功能损伤。

　　2.适当锻炼,增强体质。保持低盐低脂饮食,保持愉悦的心情。

　　3.避免肾毒性药物,中药包括含有马兜铃酸的关木通、广防己,西药包括氨基糖苷类抗生素。

　　4.定期至医院复诊,控制血压、血糖等不超标。

　　5.疾病进展至慢性肾脏病 3 期(即肾小球滤过率低于 60 mL/min)以后,要扩大评估项目,比如肾性贫血、肾性骨病相关的指标,以延缓肾功能的持续下降。

　　6.注意根据肾功能调整药物剂量。

第二节 慢性肾衰竭

疾病介绍

慢性肾衰竭是各种慢性肾脏病的最终结局。该病意味着肾功能几乎完全丧失,由此可引起恶性呕吐、贫血、水肿、顽固性高血压、心衰、钙磷失调、高甲状旁腺血症、心包炎、神经系统紊乱、瘙痒等多系统、多器官受累。

慢性肾衰竭的主要参考指标为肾小球滤过率(GFR)。目前认为 GFR<30 mL/min,就要考虑肾替代治疗。

慢性肾衰竭的治疗包括肾替代治疗(血液透析、腹膜透析、肾移植),以及合并症的治疗。

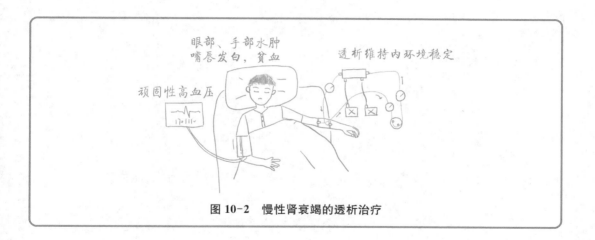

图 10-2 慢性肾衰竭的透析治疗

预防与康复

1. 尽量保护残余肾功能,控制血糖、血压在合理范围内,避免感染及使用肾毒性药物,密切随访和复查相关指标。

2. 积极评估、预防和治疗慢性肾衰相关并发症。

3. 适时进行肾替代治疗,既不要完全排斥,也不可认为进行了肾替代治疗就万事大吉了。

4. 肾替代治疗方式的选择,需要综合考虑经济条件、患者的认知能力、医保政策、家庭支持能力,以及当地的医疗条件。

5. 有些药物,如氨基糖苷类抗生素(常见的有庆大霉素、卡那霉素)、某些中草药(如马兜铃酸)会损害肾功能,使用时须谨慎。

第三节 肾 结 石

疾病介绍

肾结石,说得通俗一点,就是肾脏里面长出了"石头"。肾结石虽然是一种良性疾病,但有时候可能卡在排出的路径(输尿管)上,阻塞尿液的排出,引发肾绞痛、肾积水等问题。

肾结石一般可以通过做肾脏的超声或 CT 检查诊断,其具体治疗需要根据症状以及结石的大小和位置来决定。对于无症状性、直径小于 5 mm 的结石,一般是不需要手术的。而较大的结石,或出现疼痛、梗阻或特殊类型结石,一般需要手术治疗,比如震波碎石、输尿管镜术等。

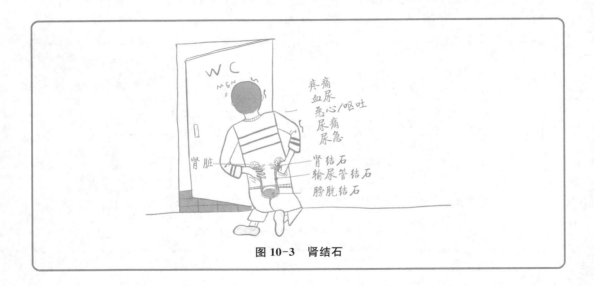

图 10-3 肾结石

预防和康复

1. 建议每天饮白开水 2 500 mL 以上,橙汁和红莓汁可以经常喝。

2. 鼓励多吃水果和蔬菜,但要避免食用含有大量草酸的食物,如菠菜和土豆。

3. 植酸最常见的来源是小麦麸皮、豆类种子和坚果,可以适量食用。

4. 少吃盐及高盐腌制品。

5. 少喝含糖饮料(包括可乐等碳酸饮料),少吃甜食。

6. 不要补充过多的维生素 C 和维生素 D。

7. 建议适量摄入牛奶、酸奶等奶制品,不要过量食用肉及动物内脏。

8. 口服药物或中药排石效果不太理想,秘方排石更不可信。

第四节 尿路感染

疾病介绍

　　所谓尿路感染,也被称为"泌尿道感染",主要是指累及膀胱或肾脏的感染,多由细菌引起。女性病人、糖尿病病人、尿路结石病人、性生活频繁人员易发生尿路感染。尿路感染的典型症状是尿频、尿急、尿痛,有时候还会有血尿、发热、腰痛等症状。尿路感染的检查主要为尿常规、尿细菌培养、肾功能检查。必要时需要进行肾脏、膀胱、输尿管的B超检查。

　　关于尿路感染的治疗:尽量在使用抗生素治疗前完成尿常规和尿培养,这样可以根据感染的细菌不同选择合适的抗生素。抗生素使用疗程要足够,一般要使用到症状消失、尿培养转阴后2周,并且尽可能选择尿液中浓度高的抗生素。

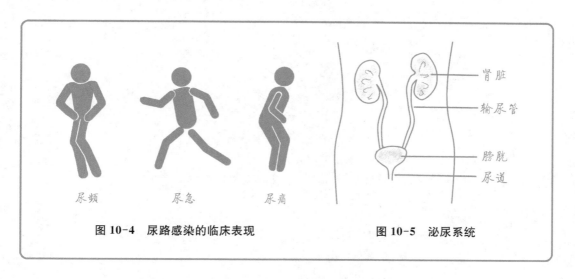

图 10-4　尿路感染的临床表现

图 10-5　泌尿系统

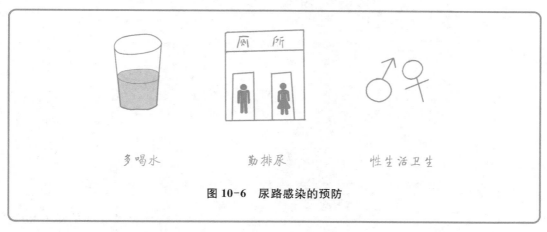

图 10-6　尿路感染的预防

预防与康复

1. 多饮水,勤排尿,理论上有助于排出病菌,减少病菌在泌尿系统的滞留时间。这应该是预防尿路感染最经济、最简单的方法。

2. 养成良好的个人卫生习惯,洗澡尽量淋浴,避免坐浴。建议有反复尿路感染患者1~2天换一次内裤,不要穿紧身化纤类内裤。

3. 性生活后尽早排尿并增加饮水。尿路感染期间避免性生活,治疗尿路感染要夫妻同时进行。

4. 如果有尿路结石或尿路畸形,应尽快治疗。

5. 绝经后,女性雌激素水平降低,阴道菌群失调,和谐的菌群被破坏后,容易加速大肠杆菌的繁殖。如果发生尿路感染,反复治疗效果不好,要注意是否为萎缩性阴道炎。

第五节 前列腺增生

疾病介绍

良性前列腺增生,简称前列腺增生,是引起中老年男性排尿障碍最常见的一种良性疾病,也是男性独有的疾病。

前列腺增生主要以下尿路症状为主,以尿频、尿急最为常见,也最早出现,尤其是夜尿次数增加。此外,还有进行性排尿困难和排尿不尽、尿后滴沥等症状。

前列腺增生患者需定期进行B超、前列腺抗原等检查,必要时行前列腺穿刺活检。如药物控制症状无效,可在膀胱镜下行电切除术,或者介入手术(前列腺动脉栓塞术)等。

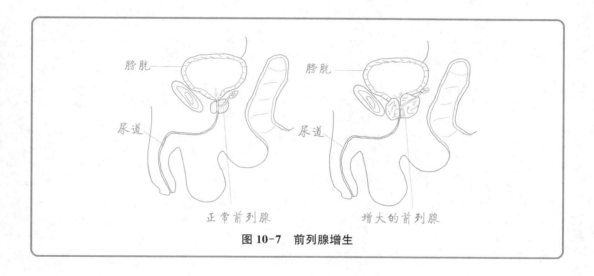

图 10-7 前列腺增生

预防与康复

1. 避免久坐,戒烟酒。

2. 避免或减少尿路感染的发生,尤其是膀胱炎、前列腺炎等炎症的发生和复发。

3. 前列腺增生,合并明显症状者,需坚持服药。长途旅行时,不可憋尿、停药,以免发生急性尿潴留,甚至急性肾衰竭。

4. 前列腺术后的短期内有尿瘘、尿路感染的风险,需加强防范。术后仍应定期复查B超和前列腺抗原,不可大意。

第六节 肾 癌

疾病介绍

　　肾癌,又称肾细胞癌,起源于肾小管上皮细胞,为最常见的肾实质恶性肿瘤。高发年龄为50～60岁,男性发病率是女性的2倍。

　　血尿、腰痛和腹部肿块是肾癌的主要症状,但早期可无任何症状,需要依靠影像学检查(B超和增强CT)。

　　局限性肾癌主要以手术切除为主。射频消融、冷冻消融可用于无法切除的小肾癌。肾癌对放疗、化疗均不敏感。免疫治疗或分子靶向治疗疗效有待证实。根治性术后,早期局限性肾肿瘤的5年生存率达60%～90%。

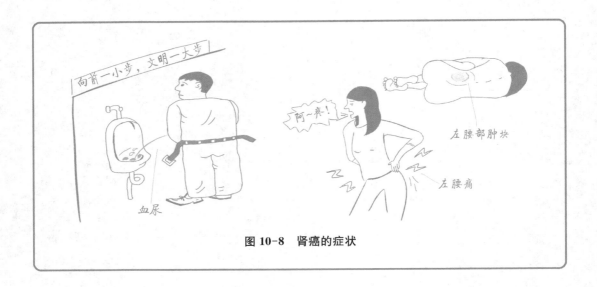

图 10-8 肾癌的症状

预防与康复

　　1. 戒烟,多饮水排尿,戒骄戒躁,保持心情舒畅。

　　2. 50岁以上的高危人群,可每年行CT或者B超、尿常规等检查。

　　3. 术后注意残余肾功能的保护,积极控制血压、血糖及原有的基础疾病。

　　4. 术后定期随访CT、尿常规,到正规医院就诊。不建议服用保健品。

第七节 膀 胱 癌

疾病介绍

膀胱癌,是泌尿系统常见的恶性肿瘤之一。吸烟和长期接触工业化学产品是膀胱癌的两大致病因素。此外,慢性感染、长期大量饮用咖啡、服止痛药等也是致病因素。

膀胱癌高发年龄为50~70岁,男女发病之比是4:1。最常见的症状是间断全程无痛性肉眼血尿。有时伴有尿频、尿急、尿痛等膀胱刺激症状,多为肿瘤坏死、溃疡、合并感染所致。膀胱镜下可见膀胱壁的肿块或溃疡;膀胱镜不但可以检查,还可以用于切除局部或早期的膀胱肿瘤。

膀胱尿路上皮癌最常见,占90%以上,早期预后良好。鳞癌和腺癌分别占3%和2%左右,恶性程度高,生长迅速,常广泛浸润膀胱壁。

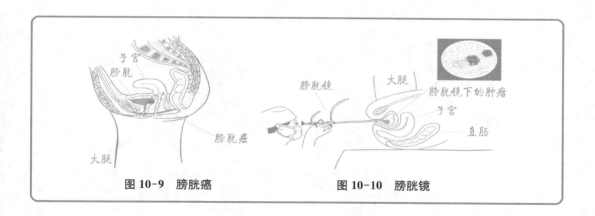

图 10-9 膀胱癌   图 10-10 膀胱镜

预防与康复

1. 多饮水,不憋尿,戒烟,治愈膀胱炎。

2. 40岁以上,每年检查尿常规。若血尿持续存在,需行脱落细胞检查、B超或者CT进一步明确,必要时行膀胱镜检查。

3. 预后与肿瘤分级、分期、大小、复发时间和频率、肿瘤数目等因素密切相关,尤其是病理分级和分期。

4. 如高度怀疑膀胱癌,需去正规三级医院诊断和治疗。不要因为隐私等顾忌去不规范医院就诊。

第八节 前列腺癌

前列腺癌,是男性泌尿系统发病率最高的肿瘤。多发生于 50 岁以上的男性,高峰年龄为 75～79 岁。高龄、进食高热量动物脂肪、晒太阳少的人群容易罹患。

前列腺癌早期无明显症状;前列腺癌增大并阻塞尿道后,可引起尿频、尿急、尿流中断、排尿不尽等;晚期可出现腰骶部疼痛;直肠受累者,可出现排便困难、肠梗阻。

直肠指诊、前列腺特异性抗原、经直肠 B 超、MRI、前列腺穿刺活检等是诊断和分期前列腺癌的主要方法。

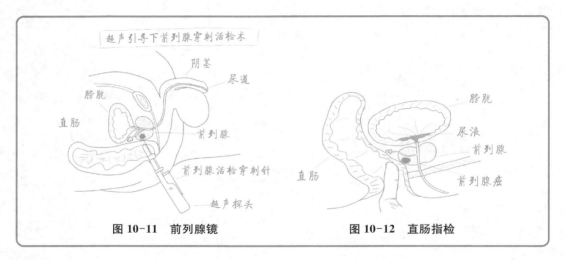

图 10-11 前列腺镜　　　　图 10-12 直肠指检

预防与康复

1. 戒烟限酒,避免久坐,适当晒太阳。

2. 男性在 50 岁以后,建议常规检测前列腺 B 超和前列腺特异性抗原。有前列腺癌家族史,或合并其他高危因素者,在 40 岁以后,则建议行经直肠的前列腺 B 超、直肠指诊,以及前列腺抗原特异性检测。

3. 前列腺癌一般进展缓慢,局限性肿瘤很少在 10 年内死亡。诊断明确后,可根据危险分层进行治疗,低危患者甚至不需要手术,密切随访即可。

4. 治疗方式包括手术、外放射治疗、内分泌治疗等。

5. 如果怀疑患有前列腺疾病,患者应到正规医院检查和治疗,不要轻信路边"小广告""熟人介绍""祖传秘方"等。

第九节 腹 股 沟 疝

疾病介绍

腹股沟区是位于下腹壁与大腿交界的三角区。腹股沟疝是指腹腔内脏器通过腹股沟区的缺损向体表突出所形成的疝,俗称"疝气"。腹股沟疝多见于男性、儿童和老年人。

腹股沟疝最重要的表现就是腹股沟区有一突出的肿块,开始时较小,可回纳,有轻度坠胀感,随着时间的迁移,肿块越来越大,回纳越不容易,甚至伴有疼痛。

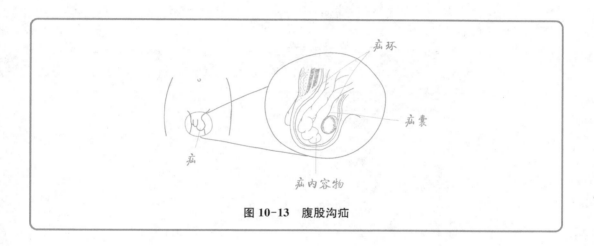

图 10-13 腹股沟疝

预防与康复

1. 避免增加腹压的动作和生活习惯,如用力咳嗽、便秘等。

2. 婴幼儿发现腹股沟区肿块时,需与睾丸鞘膜积液、精索鞘膜积液、交通性鞘膜积液,以及隐睾鉴别;而老年人需排除存在肠梗阻的可能,以免耽误诊治。总之,发现腹股沟肿块后,及时就医是最重要的。

3. 除少数特殊情况或者存在明显禁忌证外,腹股沟疝均应尽早手术治疗。

4. 1岁以下的婴幼儿可暂不手术。年老体弱或存在手术禁忌证者,可使用医用疝带。

5. 腹股沟疝在手术后仍有复发的可能,以及手术导致的肠梗阻的可能,因此,不可掉以轻心,防范重于治疗。

第十节 透 析

透析是终末期肾脏病(也称为尿毒症)的肾脏替代治疗方法之一,包括血液透析和腹膜透析。

血液透析:一般每周 3 次,每次 4 h,需要患者到医院接受治疗,可以随时与医护人员进行沟通。有多种治疗方式可供选择,如普通血液透析、血液透析滤过、血液灌流等。对残留体内的中、小分子毒素清除效果较好,但是有乙肝、丙肝感染的风险。

腹膜透析:常规每天 4 次,白天 3 次,夜间 1 次。患者自己在家更换腹膜透析液即可,病情稳定的情况下,患者每 1～3 个月到医院复诊。对中、大分子毒素清除效果较好,但是有腹膜炎、血糖升高、低蛋白血症等并发症。

透析方式的选择,需综合考虑患者的基础病史、合并症、认知能力、家庭支持,当地的医保政策、透析中心开展透析技术的实际情况等。透析治疗方法没有绝对的好与差,最适合的才是最好的。

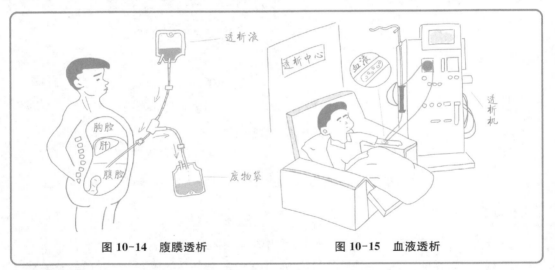

图 10-14 腹膜透析　　　　图 10-15 血液透析

注意事项

1. 残余肾功能的保护是最关键的,方法有:控制血糖、血压在合理范围,避免感染及使用肾毒性药物。

2. 高热量、高优质蛋白、低钾、低磷饮食。

3. 适当控制体重:血透患者在下次透析前的体重增长不超过干体重的 5%。

4. 至少每 3～6 个月复查血常规、透析充分性、电解质全套、甲状旁腺素、铁代谢等;血透患者每 6～12 个月复查一次传染病指标(如输血前八项);腹透患者定期复查腹膜功能、腹膜平衡试验等。

5. 积极预防和控制肾性贫血、肾性骨病及其他并发症的发生发展。

第十一节 肾 移 植

操作介绍

　　肾移植是终末期肾脏病(尿毒症)较理想的肾替代治疗方法,可显著改善患者的生活质量。如果没有绝对禁忌证,肾衰竭患者都可以接受肾移植。肾移植供体可以从活体或死亡供体处获得,配型合适后一般移植到患者同侧髂窝内,而原有的"坏肾"一般无须切除。

　　移植术前:需要进行系统的评估,包括心肺肝功能、基础病史、肾衰原因、传染病史、感染史、免疫抑制剂耐受性、交叉配型等。

　　移植术后:常规给予一定强度的免疫抑制剂,先强后弱,常用药物为糖皮质激素和霉酚酸酯类以及钙调磷酸酶抑制剂。

　　常见并发症:感染、心血管并发症、内分泌和代谢并发症、移植肾新发或复发性肾炎。

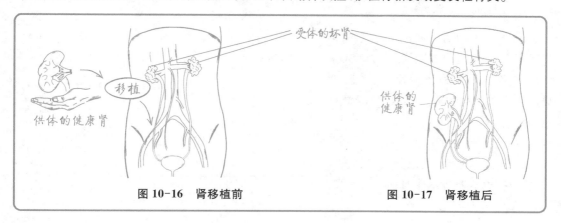

图 10-16　肾移植前　　　　　　　　　　　　图 10-17　肾移植后

注意事项

　　1. 术前的评估是移植手术成功的基础和前提。在合适的时间(受体病情稳定),合适的医院(具备资质),与合适的供体(供体年轻、无重大疾病史)进行移植手术,能在很大程度上保证移植肾的存活。

　　2. 肾移植术后患者必须严格保证入量充足并及时记录尿量;定期监测肝肾功能、血常规等指标。

　　3. 终身口服抗排斥药物,定期复查免疫抑制药物的血清浓度,避免药物用量过大或过小。

　　4. 移植肾多位于髂窝,因此,注意保护该部位,避免激烈运动,避免增加腹压的动作。健康生活,保持心态平和,预防感染等并发症的发生,尽量延长移植肾的存活时间。

第十二节 肾脏穿刺

肾脏穿刺术也叫肾穿刺活检术,是了解肾脏病理的最重要的操作技术,也是诊断肾脏疾病的重要方法,对于明确诊断、指导治疗和评估预后具有非常重要的意义。

肾脏穿刺术通常是在 B 超引导下,由术者利用活检针穿过皮肤,到达肾脏包膜,嘱病人屏气后,快速采集肾脏皮质。整个操作过程通常仅数秒钟到一分钟。

(1) 适应证:

① 各种类型的肾炎,全身疾病引起的肾脏病如系统性红斑狼疮、糖尿病肾病等。

② 原因不明的持续性无症状蛋白尿和血尿,以及病因不明的高血压。

③ 急性肾小管及间质性病变。

④ 原因不明的急性肾功能衰竭,慢性肾脏病的原因不明或病情突然加重者。

⑤ 肾脏移植后,肾活检可帮助诊断排斥反应或者药物毒性反应,指导调整治疗。

(2) 绝对禁忌证:

① 明显出血倾向;② 重度高血压;③ 精神病或不配合操作者;④ 孤立肾;⑤ 小肾。

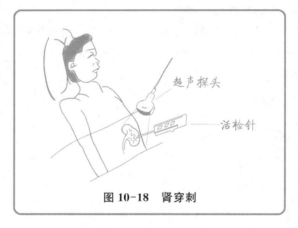

图 10-18　肾穿刺

（超声探头、活检针）

1. 术前应明确适应证,排除禁忌证。避免不必要的手术,同时降低术后并发症风险。

2. 做好肾穿刺术前准备:化验出、凝血时间,血小板计数及凝血酶原时间,以了解有无出血倾向;查肌酐清除率、血肌酐及尿素氮了解肾功能,查同位素肾图了解分肾功能,并做 B 超了解肾脏大小、位置及活动度;查血型、备血,术前常规清洁肾区皮肤;术前 2～3 日口服或肌注维生素 K。

3. 术前心态放松:肾脏穿刺术前通常会给予局部浸润麻醉,穿刺时一般仅有胀满感,无明显疼痛;手术时的紧张,将导致腹壁肌肉紧张,血压升高,增加手术难度,必要时给予镇静剂。

4. 术后多观察:观察尿色、尿量,穿刺处是否疼痛、肿胀,血压是否波动、降低等。

5. 术后穿刺处给予加压保护,6 h 内绝对平卧(手术时,取俯卧位者),24 h 后无明显血尿可下床活动。注意迟发性穿刺处血肿的发生,因此,1 周内避免局部受到冲击。

第十一章
皮肤与性传播疾病

第一节 湿 疹

　　湿疹是各种原因引起的一种炎症性皮肤病,会出现各种形状、不同程度的皮肤损伤,大多对称分布在耳朵、手脚、乳房、小腿等处。伴随瘙痒,甚至剧痒。一般根据症状特点以及必要的血常规检查、免疫球蛋白检查初步诊断,通过斑贴试验、光敏感实验等排除其他可能的疾病。

　　湿疹的治疗主要是控制症状、减少复发。患者应当远离诱发因素,保持皮肤清洁,可以根据情况选择不同种类的糖皮质激素局部涂抹,通过口服用药止痒抗炎。物理疗法针对顽固性湿疹也有很好的疗效。

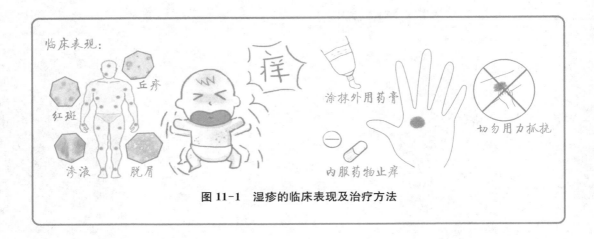

图 11-1　湿疹的临床表现及治疗方法

预防与康复

　　1. 避免各种外界刺激,如花粉、灰尘、动物皮毛、霉菌等,避免可能致敏的食物和刺激性食物,如鸡蛋、坚果、烟酒等;不用力抓挠。

　　2. 如果为小儿湿疹,家长应让孩子远离环境中可能的致病源,尽量使用母乳喂养,使用棉质、宽松的衣物与床上用品,保持皮肤干燥、清洁和凉爽(不要捂得太多)。

　　3. 寻求正规医院专业医生帮助,千万不要相信偏方,不可擅自用药。

　　4. 本病易复发,建议定期复诊。

第二节 带状疱疹

　　水痘-带状疱疹病毒是引起婴幼儿水痘与成人带状疱疹的罪魁祸首。成人带状疱疹多发生在身体单侧某处(如肋间),早期可能会出现疼痛、瘙痒,同时伴有发热;之后便在同一部位出现一簇簇充满液体的小水疱,周围是发红的区域;五六天后水疱结痂,若及时充分治疗,则几周后可逐渐痊愈。根据患者具体疼痛的位置以及典型的水疱特征,可明确诊断。

　　带状疱疹的治疗主要包括抗病毒和镇痛止痒。早期联合治疗效果较好,往往可以有效预防后期并发症,如后遗神经痛的发生。

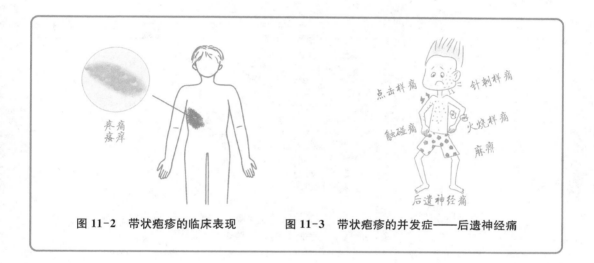

图 11-2　带状疱疹的临床表现　　图 11-3　带状疱疹的并发症——后遗神经痛

预防与康复

　　1. 接种疫苗是最有效的预防方式,推荐给儿童或未接种过水痘疫苗的成年人注射水痘疫苗;推荐给 60 岁以上老年人注射带状疱疹疫苗。

　　2. 一旦确诊,应积极早期治疗,保持感染部位干净、干燥,避免搔抓;服用抗病毒药物以降低后遗神经痛的发生风险。

　　3. 确诊后,做好隔离,避免患者接触老年人、小孩、孕妇以及免疫力低下的人群。

　　4. 接受治疗期间,多喝水,忌烟酒、辛辣刺激食物;注意休息,避免劳累。

　　5. 尤其要注意不可听信"偏方",以免延误治疗。

第三节 脱 发

疾病介绍

　　脱发指的是头发脱落,有生理性脱发和病理性脱发之分。由于人体存在正常的新陈代谢,因此如果人每天脱落头发在 100 根以内,属于正常现象,为生理性脱发,不必紧张;而短时间内头发大量脱落或者头发生长非常缓慢、数量异常减少,则考虑为病理性脱发,原因很复杂,有先天遗传因素,也有后天、环境因素等。医生常通过询问病史、拉发实验、毛发显微镜、皮肤镜等检查进行诊断,并结合 B 超、实验室检查明确病因。

　　脱发的原因不同,治疗方式也相应有所不同,除了口服药物、外用涂抹药膏外,必要时可选择种植毛发。

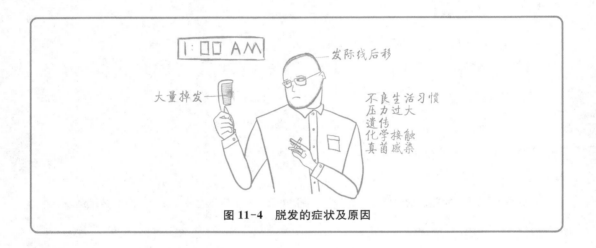

图 11-4　脱发的症状及原因

预防与康复

　　1. 充足的睡眠和休息,可以促使毛发的新陈代谢正常。

　　2. 消除精神紧张,保持良好心态。

　　3. 适当补充营养,多吃蛋白质丰富的鱼类、大豆、鸡蛋,微量元素丰富的海藻类、贝类,富含维生素 B2、B6 的菠菜、芦笋、香蕉、猪肝等。

　　4. 洗发时,建议选择弱酸性的清洁产品,维持清洁;避免频繁烫发、染发。

　　5. 建议戒烟、限酒。

第四节 性传播疾病

疾病介绍

性传播疾病是与性接触、类似性行为及间接接触相关的多种疾病的总称。在我国,梅毒、淋病、生殖道沙眼衣原体感染、尖锐湿疣、生殖器疱疹及艾滋病是防治重点。有些疾病可以治愈,而有些则不易治愈,早期识别和治疗尤为重要。实际上,这种疾病的主要特征,就是多为发生在生殖部位、排尿部位的相关损害。

医生会根据具体的症状特点,以及人体生殖系统分泌物涂片检查、分泌物细菌培养等各类检查方法进行诊断。其中,女性可借助扩阴器做内检,以观察阴道、宫颈的可能病变。

根据不同的病因、病情,需要制订有针对性的治疗方案。因此,一定要前往正规医院检查,性伙伴需共同治疗。

治疗注意

1. 调整心态
2. 选择正规医院
3. 治疗期避免性生活
4. 夫妻同治

预防要点

1. 注意个人卫生
2. 了解相关疾病知识
3. 采取安全性行为
4. 重视产前检查

图 11-4-1　性传播疾病的治疗和预防

预防与康复

1. 注意个人卫生,不与他人共用卫生器具;坚决抵制毒品诱惑;切勿使用来路不明的血液制品。

2. 平时可以多了解性传播疾病相关的知识,对性行为有正确的态度和认识。

3. 采取安全性行为,正确使用质量可靠的避孕套。

4. 有可疑症状时,及时到正规医院就医,接受正规治疗,千万不能听信偏方、小广告,避免病情拖延、反复感染,延误治疗时机。

5. 由于部分性传播疾病会通过产道感染胎儿,备孕期女性、准妈妈们也应加强防护。

第五节 艾 滋 病

疾病介绍

艾滋病,学名获得性免疫缺陷综合征(AIDS),是感染人类免疫缺陷病毒(HIV)而引起的。HIV能攻击人体免疫系统,破坏免疫细胞,导致免疫缺陷,因此,人体易于感染各种疾病、并发肿瘤,病死率高。

艾滋病可以经性接触传播,包括不安全的同性、异性和双性性接触;经血液及血制品传播,包括共用针具静脉注射毒品、不安全规范的介入性医疗操作、文身等;经母婴传播,包括宫内感染、分娩时和哺乳传播。但要说明的是,正常的握手、拥抱、共同饮食、共用公共物品,都不会传播艾滋病。

如果怀疑 HIV 感染,可到当地疾控中心进行检查,HIV 抗体阳性表示感染了艾滋病。需要注意的是,HIV 感染后会有一段无法被检测出来的窗口期,因此在发生高危行为之后,须进行两次检测(窗口期内和窗口期外),但也不必太过恐慌。

目前,国内外尚无根治 HIV 感染的有效药物。本病的治疗主要是抗病毒治疗、改善免疫功能治疗以及治疗相关的感染和肿瘤。目前有多种药物可以帮助 HIV 感染患者控制血液病毒量,维持免疫系统正常,如果及时正确接受治疗就可以和正常人一样生活。国家提供免费的 HIV 感染药物治疗,且疫苗与新的药物都在积极研制,因此如果确诊感染 HIV,也一定要积极面对,乐观生活。

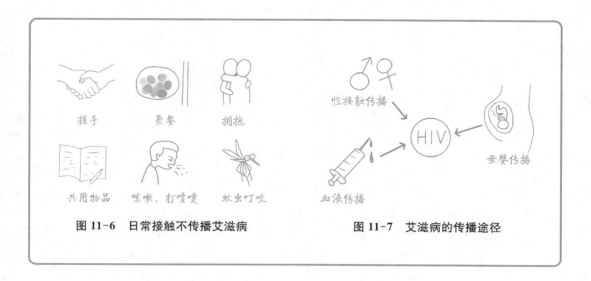

握手　聚餐　拥抱

共用物品　咳嗽、打喷嚏　蚊虫叮咬

性接触传播

血液传播

母婴传播

HIV

图 11-6　日常接触不传播艾滋病　　　图 11-7　艾滋病的传播途径

预防与康复

目前尚无预防艾滋病的特效疫苗,因此最重要的是预防。

1. 采取安全的性行为,洁身自爱,不卖淫、嫖娼。

2. 不吸毒,不共用针具。

3. 前往正规献血点无偿献血,不要私下买血卖血。

4. 前往正规机构进行拔牙、文身、手术等。

5. 不与他人共用牙刷、剃须刀等易刺破皮肤的用具。

6. 如果配偶或性伴侣存在感染 HIV 可能,双方都必须进行医学检查和检测。

7. 如果确诊艾滋病,要乐观生活、积极治疗,可长期存活。同时也要注意防护,以免传播给其他人。

8. 与艾滋病人一起正常工作和生活,如握手、拥抱,共同进餐、共用公共物品、共用马桶浴池、蚊虫叮咬、咳嗽打喷嚏都不会传播疾病。因此,也不要对艾滋病人拒之千里,要包容和帮助他们。

第十二章
生殖系统疾病

第一节 子宫肌瘤

疾病介绍

　　子宫肌瘤,全称子宫平滑肌瘤,是妇科最常见的良性肿瘤。最常见症状是月经改变,如月经增多及月经期延长。但大部分无症状,只在体检时偶然发现。

　　子宫肌瘤诊断主要靠B超检查。

　　子宫肌瘤治疗:(1) 没有症状的子宫肌瘤一般不需要治疗;(2) 症状轻,快到绝经年龄或者身体差不能手术治疗的患者考虑药物治疗;(3) 如果患者有症状,如月经过多、腹痛等或怀疑肌瘤恶变倾向需手术治疗。

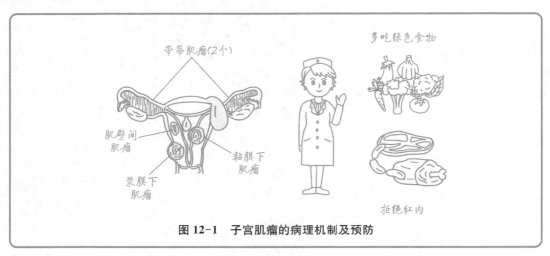

图 12-1　子宫肌瘤的病理机制及预防

预防与康复

　　1. 子宫肌瘤发生主要与女性性激素有关。多吃水果和绿叶蔬菜、补充维生素 D(最好每周晒 2~3 次太阳,每次半小时)能在一定程度上抑制子宫肌瘤;能促使子宫肌瘤发生的饮食,较明确的是动物脂肪,应尽量少吃。

　　2. 适当体育锻炼,控制体重。研究表明,只要体重增加明显,患子宫肌瘤的风险就会显著增加。

　　3. 保持良好心态和情绪。

　　4. 定期体检。因子宫肌瘤有部分家族性,直系亲属中有子宫肌瘤患者的更需注重体检。

　　5. 肌瘤剥除术后,也要注意门诊随访。特别对于多发性肌瘤,还可能残存一些微小肌瘤,容易复发。术后避免吃保健品。

　　6. 注意避孕。多次流产会增加患子宫肌瘤的风险。

第二节 卵巢囊肿

疾病介绍

　　卵巢囊肿是一种非肿瘤性的囊性病变。多数为生理性因素所致的功能性囊肿,如黄体囊肿;部分为病理性因素引起,如畸胎瘤、卵巢巧克力囊肿等。

　　卵巢囊肿通常无症状,大部分在体检时偶然发现,或因囊肿破裂、扭转表现腹痛腹胀就诊。诊断卵巢囊肿需要结合临床表现、妇科检查、B超及抽血化验。

　　多数生理性囊肿在短期内可自行消失,对于直径大于5 cm,随访3～6个月后未缩小的囊肿需手术治疗。需要注意,对于绝经后妇女新出现的卵巢囊肿,需手术治疗。

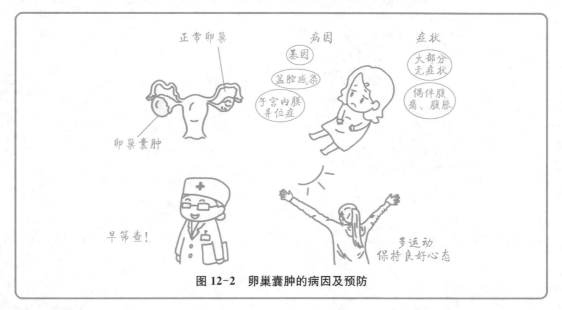

图12-2　卵巢囊肿的病因及预防

预防与康复

　　1.注意日常饮食。建议高蛋白、富含维生素A饮食,避免高胆固醇食物。高危妇女可口服避孕药预防。

　　2.定期进行普查,早发现、早诊断、早治疗,特别有卵巢囊肿家族史的个体建议进行基因检测。

　　3.在月经期要注意卫生,月经期和产后妇女严禁房事,要保持外阴及阴道的清洁。

　　4.发现卵巢囊肿随访患者应遵医嘱定时复诊。

　　5.手术患者康复期间应注意休息,补充营养,避免剧烈运动。术后保持定期门诊随访。

第三节 痛 经

痛经是妇科很常见的症状之一,指月经前后或经期出现下腹胀痛,伴有腰酸或其他不适,严重的会影响生活。痛经分为原发和继发两大类,其中原发痛经占痛经90%以上,多见于青春期,以行经第一日疼痛最剧烈,可伴有腹泻、恶心、呕吐等消化道症状。继发性痛经是由盆腔器质性疾病引起痛经,如子宫内膜异位症、子宫腺肌病、盆腔炎性疾病等等。

痛经是可以得到有效治疗的。治疗包括:(1) 心理疏导,消除紧张情绪和顾虑;(2) 药物治疗,包括抗炎药和避孕药;(3) 手术治疗(针对继发性痛经如子宫内膜异位症、卵巢囊肿等)。

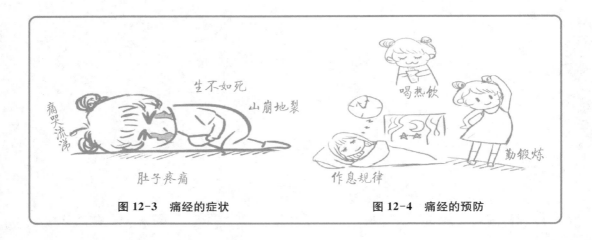

图 12-3　痛经的症状　　　　　　　图 12-4　痛经的预防

预防与康复

1. 保持良好生活习惯,保证足够的休息和睡眠,规律、适度锻炼,控制体重,戒烟戒酒。

2. 注意经期及经前卫生,平衡饮食。经期注意保暖,稳定情绪,忌寒凉及刺激性食物。

3. 减轻生活压力,虽然压力不会导致痛经,但减轻压力可以减轻症状。

4. 遵医嘱用药,常见的有布洛芬、酮洛芬。注意有生育要求的首选对乙酰氨基酚。口服避孕药适用于避孕痛经妇女,疗效在 90% 以上。

5. 重视痛经管理。子宫内膜异位症、卵巢囊肿等表现继发性痛经患者若药物治疗未缓解,需考虑手术治疗。此类疾病复发率高,须定期复查,医患配合,减少复发。

第四节 妇科炎症

疾病介绍

妇科炎症包括外阴及阴道炎症、子宫颈炎症、盆腔炎症。其中,女性阴道炎症是妇科最常见的疾病,具有反复发作、病原体种类多、病因复杂等特点。

女性阴道炎的典型症状主要为阴道分泌物增多、阴道瘙痒灼痛、异味、性交痛,严重影响女性生活质量。诊断主要依靠阴道分泌物检查。目前常见的病原菌主要为真菌、细菌、滴虫等。

阴道炎的治疗强调针对病因进行治疗,必要时夫妻同治。霉菌性阴道炎选用抗真菌药物,通常选用克霉唑、咪康唑制剂等;细菌性阴道炎主要选用抗厌氧菌药物,如甲硝唑、替硝唑、克林霉素等;滴虫性阴道炎多采用硝基咪唑类药物,如甲硝唑、替硝唑,性伴侣需同时治疗;老年性阴道炎主要以补充雌激素,增强阴道抵抗力为主,常选用局部涂抹雌三醇软膏或口服替勃龙片。

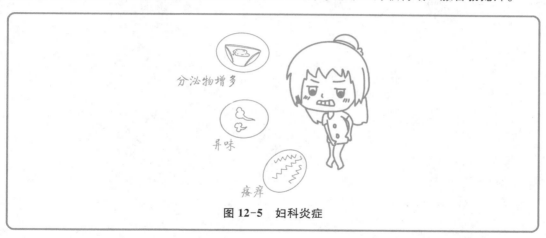

分泌物增多

异味

瘙痒

图 12-5 妇科炎症

预防与康复

1. 积极消除病因,注意个人及伴侣的卫生,保持外阴清洁、干燥,勤换内裤。

2. 加强体育锻炼,保持良好的生活习惯,增强体质,提高抵抗力。

3. 注重经期卫生,经期禁性生活。

4. 选择合适衣裤,清洁透气,尽量避免穿着紧身牛仔裤、连体袜等。

5. 贴身衣裤及毛巾须经阳光下暴晒,不要晾至潮湿环境中。

6. 尽量避免公共泳池、浴室或公共马桶的使用。

7. 避免不合理的抗生素使用,避免用消毒剂或各种清洁剂频繁冲洗外阴和阴道。

8. 选择正规医院治疗。不要到无证小诊所、街边广告诊所、非正规医院治疗。

第五节 宫 颈 癌

疾病介绍:

  宫颈癌是最常见的妇科恶性肿瘤,高发年龄为50～55岁。人乳头瘤病毒(HPV)感染、多个性伴侣、吸烟、性生活过早(<16岁)、性传播疾病等会大大增加宫颈癌的发生率。

  宫颈癌可有以下表现:阴道流血、阴道排液、尿频或尿急等。外生型宫颈癌可见息肉状、菜花样赘生物,内生型宫颈癌表现为子宫颈肥大、质硬。

  早期诊断采用三阶段程序:子宫颈细胞学检查和(或)HPV检测、阴道镜检查、子宫颈活检。

  根据临床分期、患者年龄、生育要求、全身情况、医疗技术水平及设备条件等,综合考虑制订适当的个体化治疗方案。一般采用手术和放疗为主、化疗为辅的综合治疗。

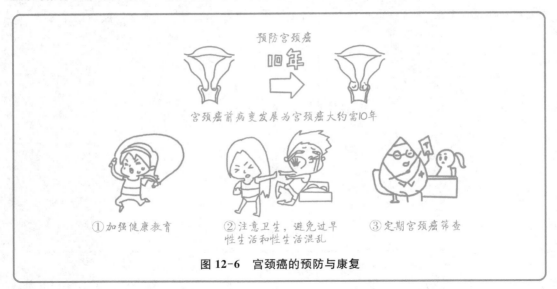

图 12-6　宫颈癌的预防与康复

预防与康复

  1. 开展社区预防知识宣教,提高预防性疫苗的注射率和筛查率,建立健康的生活方式。

  2. 推广HPV预防性疫苗接种,通过阻断HPV感染预防宫颈癌的发生。

  3. 普及、规范宫颈癌筛查,早期发现鳞状上皮内病变,及时治疗高级别鳞状上皮内病变,阻断宫颈浸润性癌的发生。

  4. 治疗后2年内每3～4个月复查一次;3～5年内每6个月复查一次;第6年内开始每年复查一次。随访内容包括盆腔检查、阴道脱落细胞学检查、胸片、血常规、子宫颈癌鳞状细胞癌抗原、超声等。

第六节 月经不调

正常的月经周期一般为 21～35 天,平均 28 天,平均持续 4～6 日,经量＜80 mL。发生月经周期频率、规律、持续时间、经量的改变均可称为不调。最常见的月经不调是经量过多、过少或闭经。

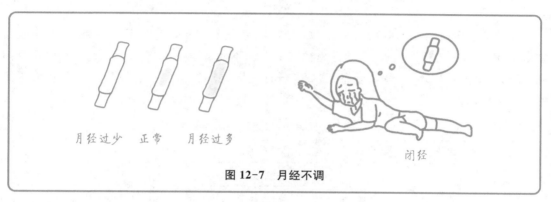

月经过少　正常　月经过多

闭经

图 12-7　月经不调

预防和治疗

1. 月经初潮时间大多在 13～14 岁,可能早至 11 岁或迟至 16 岁,16 岁仍未初潮,需引起重视,去正规医院就诊。

2. 积极治疗全身性疾病,提高机体体质。如血液病、肝功能异常、血清泌乳素、甲状腺功能异常均可以导致月经改变,需进一步检查。

3. 避免无计划妊娠,需排除流产、异位妊娠、葡萄胎、子宫复旧不良等情况导致的不规则阴道流血。

4. 避免乱用保健品,服用激素类药物需遵医嘱。尤其避免乱用避孕药(包括紧急避孕药和常规避孕药,尤其不要使用从微商、网站购买的来源不明的避孕药);使用保健品时应详细了解保健品成分,避免滥服滥用。

5. 对于经量减少,认真回忆诱因,如有既往宫腔操作史,需行宫腔镜检查,排除宫腔粘连;复查女性内分泌,排除多囊卵巢和卵巢功能异常。

6. 健康生活方式,避免肥胖和消瘦,避免暴饮暴食和过度节食,消除神经紧张和焦虑。

7. 因肿瘤、多囊卵巢等原因导致月经过多或闭经的,需及早就诊。

第七节 异常子宫出血

疾病介绍

异常子宫出血(AUB)是妇科常见的症状和体征,是指与正常月经的周期频率、规律性、经期长度、经期出血量任何一项不符的、源自子宫腔的异常出血。我们常规意义的AUB限定于育龄期非妊娠妇女,因此需排除妊娠和产褥期相关的出血,也不包含青春发育前和绝经后出血。

异常子宫出血的分类系统为PALM-COEIN,即两大类九个类型:P是子内膜息肉,A是子宫腺肌病,L是子宫平滑肌瘤,M是子宫内膜恶变和不典型增生;C是凝血机制异常的相关疾病所致,O是排卵障碍、黄体功能不足,E是子宫内膜局部异常(月经过多),I是医源性导致的异常子宫出血,N是未分类。

表12-1 月经的临床评价指标

月经的临床评价指标	术语	范围
周期频率	月经频发	<21 天
	月经疏发	>35 天
周期规律性(近1年的周期之间的变化)	规律月经	<7 天
	不规律月经	>7 天
	闭经	>6 个月无月经
经期长度	经期延长	>7 天
	经期过短	<3 天
月经量	月经过多	>80 mL
	月经过少	<5 mL

预防与康复

1. 每年定期妇科门诊体检,对疾病做到早期发现、早期治疗。

2. 运动不仅可以调节心情,还可以缓解压力,增强自身抵抗力。

3. 不宜吃油腻、生冷、寒凉、辛辣的食物,忌暴饮暴食,这些习惯很伤脾胃,均可引起月经不调。

4. 不要讳疾忌医,也不要有病乱投医,一切以正规医院诊断为准。注意日常自我调养,避免不良刺激,消除恐惧心理,保持乐观豁达的情绪心态。

5. 治疗AUB时需根据病情严重程度、患者年龄及有无生育要求选择不同的治疗方案。

第八节 经前期综合征

疾病介绍

经前期综合征是反复在月经来潮前1~2周(黄体期)出现周期性以情感、行为和躯体障碍为特征的综合征,月经来潮后,症状自然消失。

经前期综合征主要症状包括:(1)躯体症状,如头痛、背痛、乳房胀痛、腹胀、便秘、肢体水肿、体重增加、运动协调功能减退;(2)精神症状,如易怒、焦虑、抑郁、情绪不稳定、疲乏,以及饮食、睡眠、性欲改变;(3)行为改变,如注意力不集中、工作效率低、记忆力减退、神经质、易激动。

经前期综合征治疗主要包括调整生活状态和心理治疗,必要时辅以抗焦虑、抗抑郁药物。

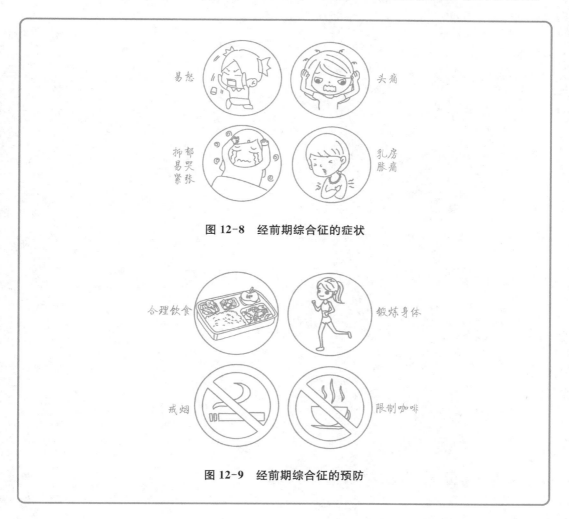

图 12-8 经前期综合征的症状

图 12-9 经前期综合征的预防

预防与康复

1. 调整生活状态,摄入合理的饮食及营养,戒烟,限制钠盐和咖啡的摄入。

2. 适当锻炼身体,参加娱乐活动,正确释放压力,可以协助缓解神经紧张和焦虑。

3. 积极进行心理治疗,对疾病及自我症状有正确的认识,解除外界因素在心理上造成的不良影响,避免精神紧张。

4. 必要时辅以药物治疗,需在医生指导下用药:

(1) 抗焦虑药,适用于有明显焦虑症状者,如阿普唑仑。

(2) 抗抑郁药,适用于有明显忧郁症状者,如氟西汀。

(3) 醛固酮受体的竞争性抑制剂,可减轻肢体水肿症状,改善精神症状,如螺内酯。

(4) 维生素 B6,有助于改善症状。

(5) 避孕药,能够抑制排卵、缓解症状,也可减轻肢体水肿症状。

第十三章
优生优育

第一节 孕期保健

概念介绍

孕期保健是指从确定妊娠之日开始至临产前,为孕妇及胎儿提供的一系列保健服务,是减少孕产妇和围产儿出生缺陷、并发症和死亡率的重要措施。通过规范化的孕期保健和产前检查,能够及早防治妊娠期合并症及并发症,及时发现胎儿异常,评估孕妇及胎儿的安危,确定分娩时机和方式,保障母婴安全。

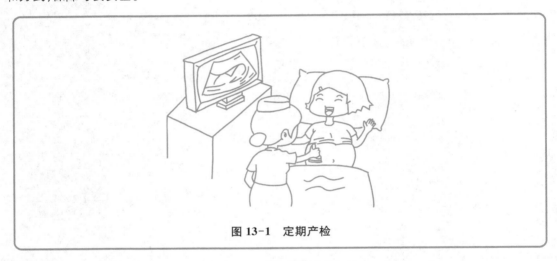

图 13-1 定期产检

表 13-1 定期产检内容

周期	产检内容
6～14 周	建立孕期保健手册。全面体格检查、常规妇检、多普勒胎心听诊(12 周左右)、血尿常规、血型、肝肾功能、空腹血糖、病毒标志物、超声检查
14～20 周	常规检查(血压、体重、测量宫底高度、胎心率测定)、无创产前基因检测(非必须)、羊膜腔穿刺术(针对高危人群)
20～24 周	注意胎动、常规检查、胎儿超声系统排畸筛查
25～28 周	常规检查、妊娠期糖尿病筛查、血清胆汁酸检测
29～32 周	学会数胎动、常规检查、胎位检查、超声检查(胎儿生长发育情况、羊水情况、胎位、胎盘位置)
33～36 周	常规检查、血尿常规、肝功能、电子胎心监护、心电图
37～41 周	常规检查、超声检查(评估胎儿大小、羊水、胎盘成熟程度、胎位)、电子胎心监护(每周一次)

具体内容

1. 有计划妊娠(最佳生育年龄24~30岁),尽量避免高龄妊娠(≥35岁)。

2. 合理营养,控制体重,以防巨大胎儿(整个孕期一般增重12 kg左右,其中孕早期增重2 kg左右,孕中、晚期各增重5 kg左右)。

3. 孕前三个月至孕早期三个月,每天服用孕妇专用的叶酸片(0.4 mg/d),可预防胎儿大部分神经管畸形。

4. 在医生指导下补铁,孕14周左右开始常规补钙0.6~1.5 g/d。

5. 患病用药要先咨询医生,以防服用对胎儿有致畸作用的药物。

6. 保证室内空气清新,避免接触空气污浊环境,避免接触有害化学制剂及放射线,避免病毒感染,避免密切接触宠物等。

7. 避免严重的躯体刺激(如手术、直接腹部撞击等)和精神刺激,以防流产。

8. 改变不良生活习惯及生活方式(如吸烟、饮酒、过度饮用咖啡、熬夜等),保证充足的睡眠,避免高强度工作。

9. 保持心情舒畅,避免不良情绪刺激(高度紧张、焦虑等),以防发生孕期及产后心理问题。

10. 根据自身条件选择合适的运动方式和强度,以提高分娩时身体的承受能力,且可有效控制体重及血糖。

11. 筛查胎儿出生缺陷:胎儿开放性神经管畸形和唐氏综合征的遗传筛查(最佳检测孕周为16~18周)、无创产前基因检测(适宜孕周为12~23周,目标疾病为三种常见胎儿染色体异常:21三体综合征、18三体综合征、13三体综合征)、羊膜腔穿刺术检查胎儿染色体(妊娠16~22周,针对高危人群)、胎儿结构异常的超声筛查等。

12. 定期复查胎儿生长发育的各项指标,可及早发现并纠正胎儿宫内缺氧,胎儿生长受限等不良妊娠状态。

13. 孕晚期做好分娩前的心理准备,通过孕妇学校了解阴道分娩的过程,根据产科医生的建议确定最合适的分娩方式。

第二节 宫 外 孕

　　受精卵在子宫体腔以外着床称为异位妊娠,俗称宫外孕。以输卵管妊娠最为常见,还有卵巢妊娠、腹腔妊娠、宫颈妊娠等。早期可无特殊的症状,典型的临床表现为停经、腹痛、阴道流血,严重者可能出现晕厥与休克。主要的辅助检查为血清人绒毛膜促性腺激素(β-HCG)和 B 超。

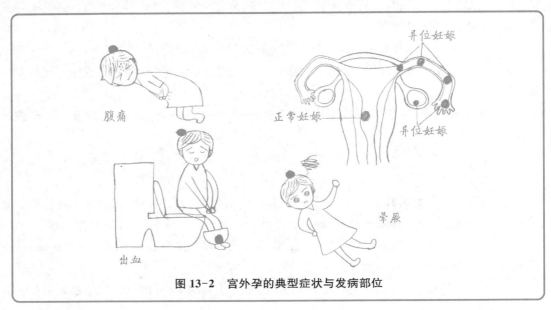

图 13-2　宫外孕的典型症状与发病部位

预防与康复

　　1. 输卵管妊娠主要的病因为输卵管炎症,人工流产等宫腔操作大大增加了炎症发生的概率,从而增加了宫外孕的发生。

　　2. 注意卫生,尤其是经期、产褥期及性生活卫生,减少生殖系统感染。

　　3. 无生育要求的女性需选择正确的避孕方式,做好避孕工作,减少人工流产。

　　4. 如果出现月经延迟,及时至医院就诊,尽早明确是否妊娠及妊娠部位,及时发现宫外孕。

　　5. 宫外孕主要的治疗方法有手术治疗和药物治疗,需要根据患者的生命体征、胚胎的病理情况及着床部位等因素综合决定。

第三节 流　产

妊娠未达 28 周、胎儿体重不足 1 000 g 而终止者称为流产。发生在妊娠 12 周前称为早期流产，发生在妊娠 12 周或之后称为晚期流产。流产的主要临床表现为阴道流血和腹痛。

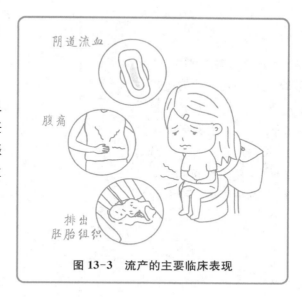

图 13-3　流产的主要临床表现

预防与康复

1. 流产的主要病因包括胎儿因素(染色体异常)、母体因素(全身性疾病,如严重感染、高热、血栓性疾病、慢性肝肾疾病或高血压;生殖器异常,如子宫肌瘤、子宫畸形、子宫腺肌症、宫腔粘连、宫颈内口松弛等;内分泌异常,如黄体功能不全、高泌乳素血症、甲状腺功能减退、糖尿病等;强烈应激与不良习惯,如过量吸烟、酗酒等;免疫功能异常,如抗磷脂抗体综合征、系统性红斑狼疮等)、父亲因素(精子染色体异常等)、环境因素(过多接触放射线和化学物质等)。

2. 流产根据病史及临床表现多能确诊。主要的辅助检查有超声检查和血、尿 HCG 测定。超声检查可明确妊娠囊的位置、形态及有无胎心搏动,确定妊娠部位及胚胎是否存活。

3. 先兆流产主要的处理为适当休息、禁止性生活,黄体功能不全者予黄体支持治疗,甲状腺功能减退者可口服小剂量甲状腺素片。一旦确诊难免流产、不全流产,应尽早终止妊娠。

4. 复发性流产指与同一性伴侣连续发生 3 次及 3 次以上自然流产。复发性流产病因与偶发性流产病因基本一致,但各种原因所占比例不同。应寻找病因,针对不同病因进行不同治疗。

第四节　早　产

疾病介绍

早产是指妊娠达到 28 周但不足 37 周分娩者。此时娩出的新生儿为早产儿，早产儿各器官发育尚不成熟，出生孕周越小，体重越轻，预后越差。早产可分为自发性早产 (包括胎膜完整早产和未足月胎膜早破) 和治疗性早产。

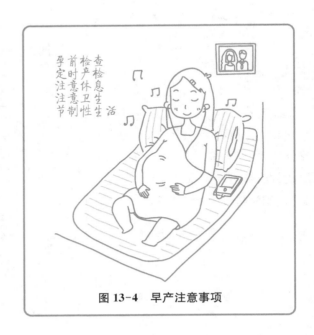

孕前检查
产前检查
定时产休息
注意卫生
注意节制性生活

图 13-4　早产注意事项

预防与康复

1. 早产的主要原因有宫腔过度扩张，如双胎妊娠、羊水过多等；由于孕妇精神、心理压力过大产生母胎应激反应，使宫颈过早成熟并诱发宫缩；宫内感染；宫颈机能不全；子宫畸形等。

2. 早产的主要症状是子宫收缩，最初为不规则宫缩，常伴有少许阴道流血或血性分泌物，以后可发展为规则宫缩。

3. 早产应与妊娠晚期出现的生理性子宫收缩相鉴别。生理性子宫收缩一般不规则、无痛感，不伴有宫颈管的缩短和宫口扩张。

4. 早产的治疗原则是若胎膜完整，在母胎情况允许下尽量保胎至 34 周。主要的治疗方法有适当休息，促进胎肺成熟，抑制子宫收缩，控制感染。

5. 对有高危因素的孕妇可以进行早产的预测以评估早产的风险。主要的方法有经阴道超声宫颈长度测定、宫颈分泌物生化检测。

6. 孕期尽早就诊，建围产保健卡，定期产检；尽早发现早产的高危因素，并对高危因素进行评估和处理。

7. 宫颈机能不全者可行宫颈环扎术。

第五节 妊娠期心脏病

疾病介绍

妊娠期心脏病可分为两大类：第一类为孕妇在妊娠之前就存在的心脏病，以风湿性及先天性心脏病居多，高血压性心脏病、二尖瓣脱垂和肥厚型心脏病少见；第二类是妊娠诱发的心脏病，如妊娠期高血压心脏病、围生期心脏病。

妊娠期心脏病患者孕前需寻求专业医师的帮助，根据心脏病种类、病变程度、是否需手术矫治、心功能级别，进行妊娠风险评估，并综合判断心脏耐受妊娠的能力。规范的孕期保健或干预可早期发现或减少心力衰竭的发生。

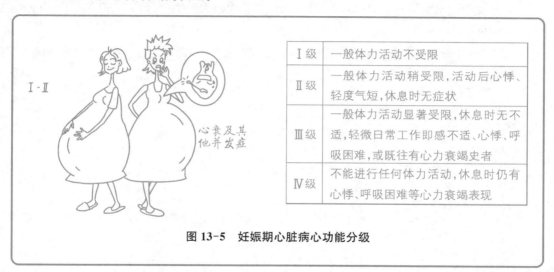

Ⅰ级	一般体力活动不受限
Ⅱ级	一般体力活动稍受限，活动后心悸、轻度气短，休息时无症状
Ⅲ级	一般体力活动显著受限，休息时无不适，轻微日常工作即感不适、心悸、呼吸困难，或既往有心力衰竭史者
Ⅳ级	不能进行任何体力活动，休息时仍有心悸、呼吸困难等心力衰竭表现

图 13-5　妊娠期心脏病心功能分级

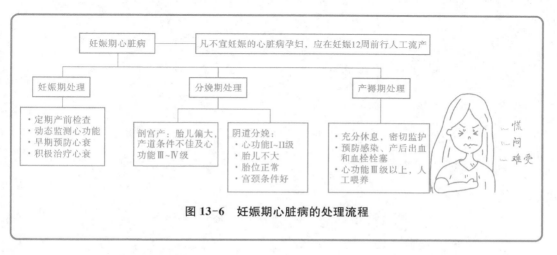

图 13-6　妊娠期心脏病的处理流程

预防与康复

1. 不适合妊娠：(1) 心功能 Ⅲ 级或以上；(2) 心率快难以控制者；(3) 心脏明显扩大；(4) 曾有心力衰竭史；(5) 肺结核；(6) 严重的内科并发症等。凡不宜妊娠的心脏病孕妇，应在 12 周前行人工流产。

2. 妊娠期：(1) 限制体力活动，增加休息，每日至少保证睡眠 10～12 h；(2) 尽量取左侧卧位，以增加心搏出量及保持回心血量的稳定；(3) 定期产检，加强监护，注意心功能检查，预防心衰；(4) 当体力突然下降、阵咳、心率加快、肺底持续湿啰音，且咳嗽后不消失，水肿加重或体重增长过快时，均应提高警惕。

3. 分娩期：(1) 注意安慰并鼓励产妇，间断吸氧，必要时可适当应用镇静剂；(2) 产程开始后即应予抗生素抗感染，尽量缩短第二产程；(3) 有产科指征及心功能 Ⅲ～Ⅳ 级者，均应择期剖宫产。

4. 产褥期：产后 3 日内，尤其产后 24 h 内仍是发生心力衰竭的危险期，产妇必须充分休息并密切监护。

5. 饮食：妊娠心脏病患者应多食用高热量、高蛋白食物，控制食盐量，限制脂肪量，忌食刺激性食物。

第六节 妊娠高血压

妊娠高血压(简称妊高征),是妊娠期妇女特有而又常见的疾病,包括妊娠期高血压、子痫前期、子痫、慢性高血压并发子痫前期以及慢性高血压。主要出现在妊娠20周以后,以高血压(≥140/90 mmHg)、水肿、蛋白尿为主要临床表现。轻者可无症状或轻度头晕,血压轻度升高,伴水肿或轻度蛋白尿;重者可出现头痛、眼花、恶心、呕吐、持续性右上腹痛,血压升高明显,蛋白尿增多,水肿明显,甚至昏迷、抽搐、心肾功能衰竭,造成母子死亡。

对于轻度妊高征患者可采取注意休息,合理补充营养,遵医嘱按时服药等一般治疗措施。中、重度妊高征患者,应住院监测和治疗,保证母婴安全。

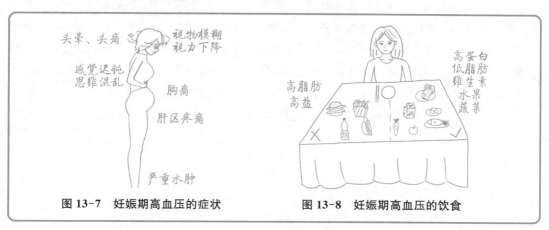

图 13-7　妊娠期高血压的症状　　图 13-8　妊娠期高血压的饮食

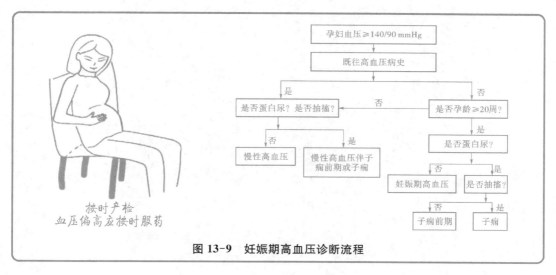

图 13-9　妊娠期高血压诊断流程

预防与康复

1. 定期产检,监测血压、尿蛋白,若出现持续头痛、眼花、恶心、呕吐或身体某部分浮肿等症状,须及时就诊。

2. 妊高征的治疗主要包括:

(1) 注意休息:减轻工作强度,增加休息时间,睡姿以左侧卧为佳。

(2) 合理补充营养:多食用富含高蛋白、维生素以及低脂肪的食物,并控制钠盐的摄入量。

(3) 血压偏高时按时服药:孕妇及哺乳期妇女服用降压药应十分谨慎,需在医生指导下用药。

(4) 中、重度妊高征患者,应住院监测和治疗,除上述一般措施外,主要是解痉、镇静和及时终止妊娠,必要时降压、扩容,一般不使用利尿剂。

3. 终止妊娠的时机:(1) 妊娠期高血压及轻度子痫前期可期待至足月。(2) 重度子痫前期,妊娠<24 周、治疗不稳定者建议终止妊娠;24～28 周,根据母胎救治水平决定;28～34 周,可考虑促胎肺成熟后终止或病情允许继续期待;≥34 周考虑终止妊娠。(3) 子痫,病情得到控制且病情稳定,尽快终止妊娠。(4) 妊娠合并慢性高血压,期待治疗至 38 周终止。(5) 慢性高血压并发子痫前期,伴重度子痫前期且妊娠≥34 周终止妊娠,伴轻度子痫前期且妊娠 37 周终止妊娠。

4. 注意既往史:曾患有肾炎、高血压等疾病及上次怀孕有过妊高征的孕妇应重点监护。

第七节　妊娠糖尿病

疾病介绍

妊娠糖尿病分两种情况:一种是孕妇本身就是糖尿病患者,又称糖尿病合并妊娠(PGDM);另一种为妊娠前糖代谢正常,妊娠期才出现的糖尿病,称为妊娠期糖尿病(GDM)。90%以上的妊娠糖尿病属于后者。

大多数 GDM 无明显临床表现。如孕妇在产前例行检查的试纸检验中,血糖(++)或以上的情况出现 1 次,血糖(+)或以上的情况出现 2 次或以上,可能有未被诊断的 GDM。如孕妇有 GDM 危险因素,应在妊娠 24～28 周或 28 周以后行 75 g OGTT 试验(糖耐量试验),空腹和 2 h 的血糖值分别超过 5.6 mmol/L、7.8 mmol/L,即可诊断为 GDM。

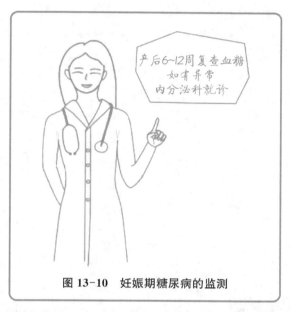

图 13-10　妊娠期糖尿病的监测

妊娠糖尿病对孕妇自身及胎儿均有较大危害,可能会引起高血压、子痫、感染、巨大儿、羊水过多等。糖尿病患者在怀孕前应由医师确定糖尿病严重程度,判断是否适合怀孕并严格控制血糖。妊娠糖尿病的治疗主要包括饮食运动管理及胰岛素注射,胰岛素不能透过胎盘影响胎儿,用于孕期治疗是安全有效的。

预防与康复

1. 饮食方面做到少食多餐,适量运动,定期监测血糖。

2. 严格控制血糖,GDM 患者可先通过饮食及运动管理来控制血糖,若复测血糖值不能达标,需在内分泌专业医师指导下注射胰岛素治疗。胰岛素不能透过胎盘影响胎儿,用于孕期治疗是安全有效的。

3. 糖尿病孕妇分娩时未必一定要剖宫产,分娩方式应听从专业医生指导。

4. 新生儿无论出生时情况如何,都为高危新生儿,应监测血糖,可适量滴服葡萄糖液,防止新生儿低血糖。

5. 产妇产后 6～12 周复查血糖,若血糖值未恢复正常,至内分泌科就诊。

第八节 出生缺陷

出生缺陷是指胎儿在出生前发生的结构、功能或代谢异常,是导致早期流产、死胎、围产儿死亡、婴幼儿死亡和先天残疾的主要原因。出生缺陷发生的原因包括遗传因素、环境因素及两者共同作用。目前我国出生缺陷总发生率在14.5‰左右,其中常见的有先天性心脏病、多指(趾)、神经管畸形、唇腭裂等。

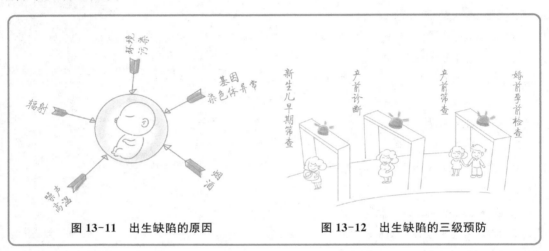

图 13-11 出生缺陷的原因   图 13-12 出生缺陷的三级预防

预防与康复

1. 一级预防:防止出生缺陷的发生。包括婚前检查、遗传咨询、选择最佳的生育年龄、孕前及孕期保健。

2. 二级预防:减少出生缺陷儿的出生。主要在孕期内通过开展产前筛查及高风险人群羊水染色体检测、物理诊断等技术手段。

3. 三级预防:对已出生的缺陷婴儿进行有针对性的治疗。比如开展新生儿早期筛查,常规足跟血片的新生儿筛查或串联质谱筛查,可以筛查出苯丙酮尿症和甲状腺功能低下等26种代谢遗传性疾病;新生儿听力筛查,可以较早筛查出听力疾患的患儿等。

4. 并不是所有的出生缺陷都会带来严重的后果,有的出生缺陷,如果能够得到及时诊断,及时进行干预,患儿仍然能够得到一个较好的结果。比如新生儿大部分遗传代谢性疾病如果能够及时得到确诊和规范的救治,是不会致畸致残致愚的。

第九节　男性不育症

夫妻同居一年以上,未用任何避孕措施,由于男性方面的原因造成女子不孕的疾病。常见的原因包括无精症、少精症、弱精症、死精子症、男方性功能障碍、精索静脉曲张及部分不明原因不育。

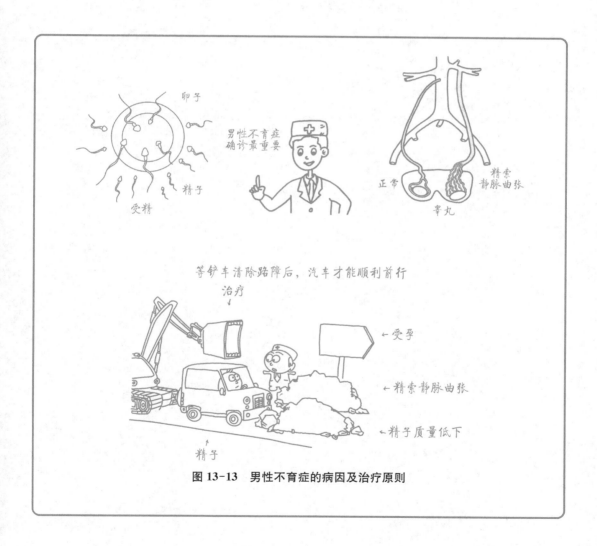

图 13-13　男性不育症的病因及治疗原则

预防和治疗

1. 发生不孕时,夫妻双方要一同就诊。男方要向医生提供全面的病史,包括性生活史、性生活频率、有无勃起及射精障碍、既往发育史、疾病史、环境暴露史、个人职业等。

2. 常规检查包括全身检查及生殖器检查。精液检查在排精后3～7天进行,一般需做2～3次。

3. 加强性知识、性保健的学习。加强夫妻间感情交流,去除精神心理压力。

4. 改善生活方式,坚持规律运动、锻炼。调整饮食结构,保持合理体重,避免过胖或过瘦。

5. 排除感染因素导致精液异常。

6. 对于精索静脉曲张,积极就诊,必要时可行外科治疗。

7. 去正规医院就诊,积极面对,寻求医生帮助。

第十节 女性不孕症

疾病介绍

女性不孕是指有固定性伴侣，无避孕性生活至少 12 个月而未孕，包括原发不孕和继发不孕。常见原因包括子宫畸形、排卵障碍、盆腔输卵管因素、性生活障碍、男方因素，当然也包括一部分不明原因。

对于不孕女性，基础检查包括：（1）月经来潮 2～5 天基础内分泌检查，评估卵巢储备功能；（2）超声监测下排卵监测、基础体温测定、孕酮测定等，明确排卵情况；（3）输卵管通畅度检查。

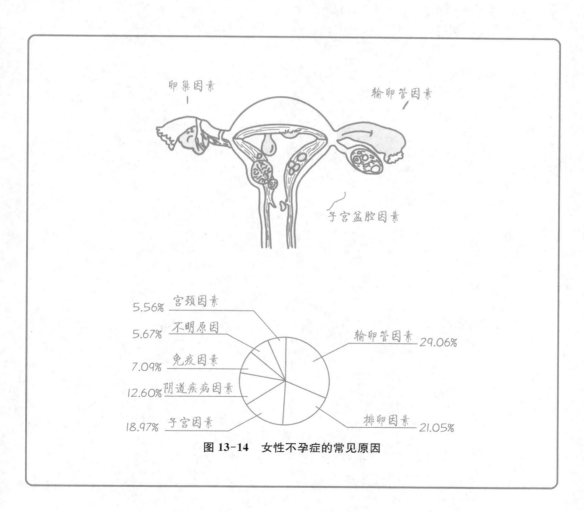

图 13-14 女性不孕症的常见原因

预防及治疗

1. 适时婚配,合理计划妊娠,优生优育。年龄是生育力非常重要的因素,避免高龄妊娠。避免长期避孕,适时妊娠。

2. 改变生活方式,纠正不良生活习惯,改变不良生活环境。避免熬夜,适量运动,规律作息时间,保持身体处于最佳状态。

3. 改善自身状态,肥胖、消瘦均影响妊娠,控制饮食种类和数量,保持营养均衡。

4. 及时就诊,行超声下监测卵泡发育,了解排卵规律,调节性生活频率和时机。规律性生活一年未孕时,即需双方一起就诊,双方均需常规检查,查找不孕原因。

5. 可于月经干净后3～7天、没有性生活时行输卵管造影或输卵管超声造影,以了解输卵管通畅度。

6. 在超声或输卵管造影发现异常时,可行宫腔镜术或腹腔镜术,处理宫腔粘连、息肉、黏膜下肌瘤、输卵管积水、子宫内膜异位症等情况。

7. 有器质性疾病者,应尽快寻求辅助生殖治疗。

第十一节 阴道分娩

操作介绍

阴道分娩,俗称顺产,是胎儿及胎盘等附属物经阴道娩出的一种生产方式。对于身体健康、年龄适宜、正常妊娠、无妊娠期并发症的女性来说,阴道分娩是水到渠成的正常生理现象,也是对产妇身体损伤小,产后恢复快,对以后生育影响最小的自然分娩方式。

阴道分娩的条件:(1) 良好的产力。主要指子宫有规律的收缩力,是推动胎儿从子宫出来的一种自然力量,可使产道慢慢地扩张开大,直至胎儿娩出。(2) 通畅的产道。产道分骨产道和软产道,骨产道即骨盆,骨盆狭窄易致难产;软产道指宫颈、阴道等软组织,因强有力的宫缩和胎头的挤压由紧密闭合状态而被逐渐扩张,当宫颈口扩张达到直径 10 cm 即宫口开全时,胎儿即可通过。(3) 胎儿大小及正常胎位。足月正常的胎儿体重 2 500～4 000 g,胎儿体重过大或胎位异常(臀位、横位、面先露等)易滞产或难产。(4) 孕妇的社会心理因素。产妇对分娩疼痛的恐惧和紧张会导致子宫收缩乏力、胎头下降受阻、产程延长甚至导致胎儿窘迫、产后出血。

阴道分娩的过程:从开始出现规律宫缩(指子宫每间隔 5～6 min 收缩,每次持续 30 s)直到胎儿、胎盘等娩出的过程,共分为 3 个产程。第一产程:指开始出现规律宫缩直至宫口开全为止,初产妇约需 11～12 h,经产妇需 6～8 h。第二产程:从宫口开全到胎儿娩出的过程,初产妇需 1～2 h,经产妇通常数分钟即可。第三产程:从胎儿娩出后到胎盘胎膜娩出,需 5～15 min。

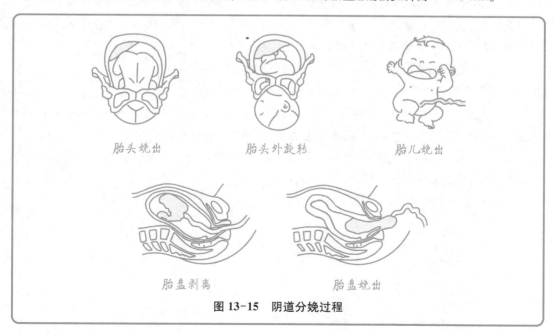

胎头娩出　　　　　胎头外旋转　　　　　胎儿娩出

胎盘剥离　　　　　胎盘娩出

图 13-15　阴道分娩过程

阴道分娩前的注意事项

1. 准备待产包:妊娠 7 个月后即可开始准备,包括婴儿衣物、喝奶工具、尿不湿等物品;准妈妈要用的换洗衣服、袜子、拖鞋、产后卫生巾、吸奶器等住院期间使用的生活必需品;以及夫妻双方身份证等重要证件及复印件。

2. 密切关注产兆:包括规律宫缩、见红及胎膜早破等,一般见红 3～5 天后临产;出现阴道流水需到医院确诊是否胎膜早破,一旦诊断胎膜早破需住院处理。

3. 不宜过早住院:孕妇过早住院,可能会因迟迟不临产或医院环境问题产生焦虑而带来不必要的干预,增加剖宫产率。

4. 克服对于疼痛的恐惧心理:通过孕妇学校或医院了解阴道分娩的生理过程,不要道听途说或轻信电视剧中所谓的生产过程。

阴道分娩后的注意事项

1. 预防产后出血:产后 24 h 易发生产后出血,尤其是产后 2 h,因此产妇分娩后 2 h 仍在产房由医护人员密切监护;产妇回病房后也要观察阴道出血情况,如果出血量明显大于月经量就要及时通知医护人员。

2. 尽早开奶:分娩后半小时内就让宝宝吸吮乳头,吸吮不仅促进乳汁分泌,而且有利于子宫收缩。

3. 防乳头皲裂:学会正确的哺乳姿势,在哺乳后挤出少量乳汁涂在乳头和乳晕上;乳汁效果不明显时,可用羊脂膏或晾凉的熟香油涂抹患处,哺乳前要清洗干净并挤出少量乳汁。如果乳头疼痛剧烈,可暂停母乳喂养 24 h,但应每 2 h 将乳汁挤出,用小杯或小匙喂养婴儿。尽量用手排出乳汁,避免吸奶器使用不当对乳头和乳腺的二次伤害。

4. 预防尿潴留:不要害怕因外阴创伤、疼痛而不敢排小便,在产后 4～8 h 内不管是否有尿意都要有意识地自动排尿。

5. 注意会阴卫生:尽量右侧卧位(因会阴侧切多在左侧)以免被阴道排出的恶露湿附而不能保持切口干燥,增加感染机会;勤换卫生巾,定期用温水清洗会阴部等。

6. 注意个人卫生,预防感冒:产后一周褥汗多,要及时更换被汗湿的内衣以免受凉感冒,同时正常刷牙、洗头发、洗澡(但产后 10 天内不宜坐浴)。

7. 保持室内空气流通,夏天防中暑。

第十二节 剖 宫 产

操作介绍

剖宫产是指手术切开母亲的腹部及子宫,取出胎儿及胎盘等的过程。由于剖宫产存在麻醉意外、出血、感染、损伤脏器、腹腔粘连等并发症,不能作为常规的分娩方式,而是正常阴道分娩会存在危及产妇及围产儿生命的情况下才考虑的补救措施。

剖宫产指征:(1) 胎儿窘迫即胎儿宫内缺氧,不能耐受阴道分娩;(2) 骨盆狭窄或胎头与骨盆腔不对称,经阴道试产失败者;(3) 胎位异常,如横位、足先露等;(4) 双胎或多胎妊娠,且其中有胎儿为非头位;(5) 瘢痕子宫,既往有剖宫产或子宫手术史;(6) 胎盘因素,如前置胎盘、前置血管;(7) 巨大胎儿;(8) 孕妇存在严重合并症和并发症,如心脏病、子痫等。

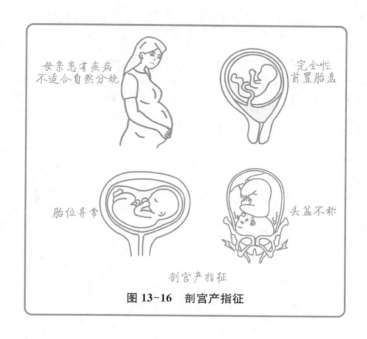

图 13-16　剖宫产指征

剖宫产术前注意事项

1. 产妇不要随意离开病区,以便医师及时沟通相关事项,签署手术同意书等。

2. 术前一晚保证充足的睡眠,克服对手术的恐惧,并且进食清淡易消化的食物,常规禁食 8 h,禁饮 4 h(急诊手术例外)。

3. 做好个人自身清洁准备,术前可练习床上排尿习惯。

4. 手术前准备:(1) 抽血,进行血交叉检查;(2) 备皮,用剃毛刀刮去腹部、阴部等处毛发;(3) 留置导尿管。

5. 将发卡、活动假牙、隐形眼镜、首饰等取下,交家属妥善保管,注意个人财产安全。

6. 孕妇送入手术室时,家属最好陪同,并在手术室外等候区等候。

剖宫产术后注意事项

1. 产后 6 h 内：术后回到病房需将头偏向一侧、去枕平卧。腹部放置沙袋 6 h 减少腹部伤口的渗血。禁食。

2. 产后 6 h 后：产妇产后平卧 6 h 以后就可用枕头了；手术 6 h 后可饮用一些促进排气的汤，从流质逐渐过渡到正常饮食；知觉恢复后，就应该进行肢体活动，防止静脉血栓、肠粘连，24 h 后应该练习翻身、坐起，并下床慢慢活动，身体允许还应下地走一走。及时哺乳，新生儿的吸吮可促进子宫收缩，减少子宫出血。

3. 产后一个星期：多饮水，及时排便，加强运动，可擦拭身体，同时注意伤口愈合情况，伤口未愈合前避免淋浴。

第十四章
急救与创伤

第一节　心肺复苏

在影视作品中,我们常会看到这样的场景:有人突然倒地,对外界的呼叫没有任何反应,并且呼吸、心跳都停止了,这就是心脏骤停、心脏性猝死或猝死,可由各种原因引起,是最危急、最凶险的情况。

在发生心脏骤停后的 4 min 内,如果及时正确急救,约有一半人可以被救活,免于死亡;如果超过 6 min,存活率降至 4%;而在 10 min 之后急救,几乎没有生还的可能。因此,时间就是生命!

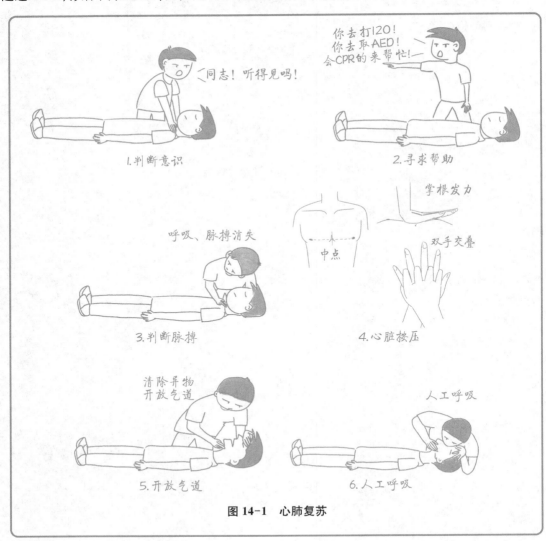

图 14-1　心肺复苏

在目击有人心脏骤停后,我们能够做到的是立即呼救和立刻进行心肺复苏。

(1) 立即呼救,也可以交由现场的其他目击者去做,包括呼叫患者、判断意识;同时呼叫 120,以及取得其他具备急救知识的目击者的帮助。

(2) 立刻心肺复苏,又称 CPR,主要包括立刻人工胸外按压和给予人工呼吸。具体来讲,胸外按压的位置在人体两乳头连线的中点;按压的手法是一手掌根部置于按压点,另一手掌根部覆于前者之上,且手指向上方跷起,随后两臂伸直,依靠自身的重力通过双臂和双手掌垂直向胸骨加压按下;按压的频率是 100～120 次/分钟,且保证每次按压之后胸廓能充分自动回弹;按压的深度保证≥5 cm。

在连续进行了 30 次胸外按压后,给予 2 次充分的人工呼吸,记住按压、通气的比例是 30∶2。在给予人工呼吸之前,要尽量让患者头部仰起,保证患者的气道通畅。如果有两个以上施救者,可以轮换进行胸外按压和人工呼吸。

(3) 心肺复苏每进行 2 min 后,判断心脏骤停者的情况(尽量在 7 s 内完成),如果仍无好转,继续施救,直到专业急救人员赶到。

预防与康复

1. 心脏骤停重在防控,须注意以下几点:一戒(戒烟);二控(控制体重,控制三高,即高血压、高血脂、高血糖);三调(调整饮食结构、调整心理状态、调整生活节奏和方式)。

2. 出现严重心慌、胸闷、胸痛、晕厥、黑矇等症状时需立即停止正在做的事,进行休息,必要时紧急呼救。

3. 人人都应知道时间就是生命,越短时间内给予急救,生还可能越大。正确掌握心肺复苏非常重要! 平时我们可以按照上面的方法反复练习,关键时刻才能临危不乱,救人助己。使大家都了解和掌握基本急救技能,也是本书的目的。

4. 政府层面应该加大急救体系建设,增加 AED 除颤仪的配备,以便对心跳骤停患者及时进行抢救。同时也应该完善法律法规,使施救者免于承担救人失败的后果,这样就能达到安心救人、乐于助人、社会和谐的效果。

第二节 气道阻塞

　　人体的呼吸道(也称气道)是氧气进入肺的通道,如果有异物(比如痰液、果仁、食物团块)阻塞在气道里,则会导致呼吸困难甚至窒息,是一种非常危急的情况。此时如果不及时解除阻塞,数分钟内可导致死亡。

　　气道阻塞表现为呼吸困难、口唇发绀,甚至不能讲话,患者往往双手抓住颈部,此时,应立即争分夺秒地解除气道异物,可通过迅速挤压胸腹部,迫使气道内压力骤然升高,造成人为咳嗽,把异物排出。具体手法有:腹部冲击法(海姆立克法)、自行腹部冲击法、胸部冲击法、拍背/冲胸法(适用于婴儿)等。

　　(1) 腹部冲击法(儿童或成年人气道梗阻急救):急救者从背后环抱患者,双手一手握拳,另一手握紧握拳的手,突然向其上腹部施压,造成膈肌突然上升,使患者的胸腔压力骤然增加,胸腔(气管和肺)内的气体就会在压力的作用下涌向气管,从口鼻排出,从而就有可能将异物排出,恢复气道的通畅。一次不行可反复多次进行。

　　(2) 拍背/冲胸法(婴幼儿气道梗阻急救):① 拍背法:把孩子抱起来,一只手捏住孩子颧骨两侧,手臂贴着孩子的前胸,另一只手托住孩子后颈部,让其脸朝下,趴在救护人膝盖上;在孩子背上拍1~5次,并观察孩子是否将异物吐出。② 冲胸法:使孩子面部朝上,一只手抓住孩子后颈部,使孩子头低脚高顺着手臂躺着,下方以施救者大腿支撑;抢救者用另一手的中指或食指,放在患儿胸廓下和脐上的腹部,快速向上冲击压迫,但要很轻柔,重复至异物排出。

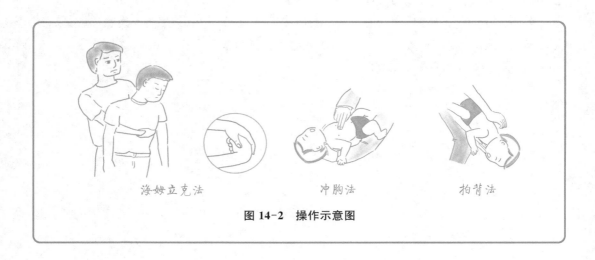

海姆立克法　　　　　冲胸法　　　　　拍背法

图 14-2　操作示意图

预防与康复

1. 老年人容易发生痰液阻塞,婴幼儿容易发生异物阻塞。

2. 预防重于一切,避免进食细碎的或大块难以吞咽的食物;咀嚼和吞咽食物时,避免大笑或交谈;避免行走、跑跳时口中含有食物;避免给小儿质韧而滑的小块食物(如花生米、坚果、果冻等)。

3. 一旦发生气道阻塞,第一时间正确急救,才是挽救生命的办法! 平时可以照图反复练习海姆立克急救法(适于成人)或拍背法(适于婴儿)。紧急处理后拨打 120,送往最近的医院。

第三节 溺　水

疾病介绍

当人体淹没于水或者其他液体中，呼吸道会被水或泥、草等异物堵塞，或者出现喉和气管等的反射性痉挛，最终都可能导致呼吸障碍、窒息、严重缺氧甚至死亡，我们称之为溺水。溺水的人表现为神志丧失、呼吸停止、大动脉搏动消失；而接近于溺水的人表现各异，与溺水时间、吸水量多少、吸入液体性质等相关，可有头痛、胸痛、寒战、脸色发白、四肢发冷、视觉障碍、呼吸困难等症状。

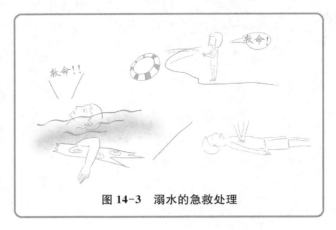

图 14-3　溺水的急救处理

溺水常出现在夏季，多见于沿海地区，在我国伤害死亡统计中排名第三。需要注意的是，特殊人群如患有糖尿病、心脏疾病、癫痫、四肢容易抽筋的人群，婴幼儿和老年人群，饮酒后人群，或者不熟水性的人群，如果进行水中活动，非常容易出现溺水。

预防与康复

1. 患有心血管疾病、糖尿病、癫痫、平时四肢容易抽筋或饮酒后的人，以及老、幼及不熟悉水性的人，应尽量避免水中活动，尤其是户外温度很低的水体，重在预防。

2. 不小心落水后：(1) 应当保持镇静，做到"头顶向后，将口鼻露出水面"，保证呼吸，呼气要浅，吸气要深；(2) 放松全身，尽可能使身体浮于水面，等待他人救援；(3) 避免双手上举或拼命挣扎，这样的动作反而使人容易下沉。

3. 如果发现溺水者：(1) 最好携带救生圈，或用木棍，或用小船进行施救，或由水性好、接受过训练的两三个人同时下水施救；(2) 如果不具备游泳技能且没有施救设备，禁止下水救人，应第一时间拨打 120 请求医疗救援，并同时向周围呼叫求救；(3) 被救上岸的溺水者，需要立即清除其口中的水、淤泥、杂草甚至呕吐物等，脖子伸直稍后仰，头偏向一侧，保证气道开放；(4) 对于溺水有休克表现的，应立即展开心肺复苏施救(具体方法见本章第一节)。

4. 对于被救上岸的溺水者，紧急施救后均应送至附近医院接受进一步检查和康复治疗。

第四节 骨 折

骨折,顾名思义,就是骨头折了,指骨头完全或者部分发生了断裂;多因外伤(如撞击、坠落等)而发生。骨折最显著的表现就是疼痛,除此之外还有一些特有表现:(1)骨折局部外形的改变;(2)骨折处的异常活动;(3)有时甚至能听到骨折的两端相互摩擦产生的声音。

如果为开放性骨折(即骨折的断端刺破皮肤,与外界相通),应当在骨折断端的近心侧(靠近心脏的那一侧)进行加压包扎止血,创面用洁净的布类遮挡,避免再次污染。如果是脊柱骨折或骨盆等部位的骨折,不能搬动,应等待120专业急救人员处理。

凡怀疑骨折,均应赶往医院就诊,医生会根据情况安排X线、CT或磁共振(MR)检查以确诊;随后会根据情况做复位、固定等治疗(包括手术以及保守治疗),也会指导功能锻炼、早期康复等。

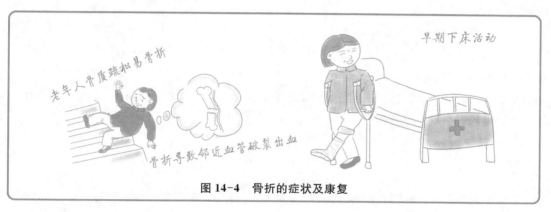

图 14-4 骨折的症状及康复

预防与康复

1. 部分骨折是可以预防、避免的,这就需要大家时刻牢记安全第一。例如婴幼儿和老人应避免站在高处,上下楼梯尤其手扶电梯时要小心,避免摔伤;中青年在骑车过程中,要集中注意力,避免相互追赶,防止碰撞伤及自己或他人;雨雪天气和夜间,注意出行安全,做好照明工作,避免摔倒;节假日期间避免前往拥挤场所,避免挤压、踩踏事件。

2. 骨折患者在恢复期间,应鼓励其早期下床活动,避免长期卧床,否则可能产生下肢静脉血栓,继而发生肺栓塞,或者发生坠积性肺炎、褥疮等并发症。

3. 在饮食上,注意补充优质蛋白、新鲜水果、蔬菜,少进食过于油腻、辛辣、高糖、高脂食物;不可擅自服用各色保健品或"偏方土方",以免延误治疗或产生其他不良后果,应到正规医疗机构咨询医生后再做决定。

4. 尤其应注意,有些人相信土三七可以治疗跌打损伤,自行服用大量土三七等中药,这会造成急性肝衰竭甚至死亡的严重后果。

第五节 中 暑

疾病介绍

当人体处于炎热、无风、烈日直射、湿度大的环境中，由于体温调节功能出现障碍、汗腺功能受损、水分和电解质流失过多，会出现头晕、头痛、眼花、疲乏、无力、恶心、呕吐、肌肉痉挛，甚至低血压、心力衰竭、肝肾衰竭、休克等症状，最严重的可能致死，这些轻重不一的表现都属于我们所称的中暑。

中暑多发生于在高热室外环境下长时间作业，或长时间处于高热无空调不通风的室内环境中，或剧烈运动大量出汗后的人群。因此，在炎热夏季或高热无风环境中，如果出现昏迷，要首先考虑中暑，及时正确地处理往往能够挽救性命。

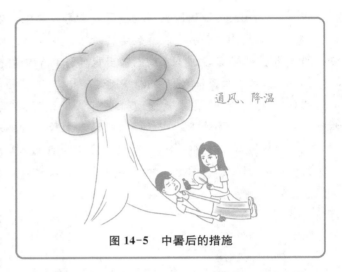

通风、降温

图 14-5 中暑后的措施

预防与康复

1. 年老体弱、患慢性病、肥胖、营养不良的人群，要避免在高热、无风、烈日直射的环境中久待；暑热夏季着宽松、浅色、透气衣服，出行要做好防护（如遮阳伞、防晒服、太阳镜等）；注意通风，降低环境温度，并适当补充含有钠、钾、镁的防暑饮料（如绿豆百合汤、淡盐水、电解质溶液等）。

2. 如果发现有人中暑，应当立即将其转移至凉爽、通风环境中（如有制冷空调的房间内），同时立即快速降温（包括脱去紧身、多余的衣服，用 15 ℃左右的冷水反复擦拭全身皮肤），最好在半小时内将体温降至 37～38 ℃。

3. 一旦发现有人中暑，施救的同时拨打 120 急救电话，将其转移至医院接受进一步救治。中暑者恢复后，数周内应避免炎热环境或阳光直射下的剧烈活动。

第六节 烫 伤

疾病介绍

我们讲的烫伤,主要是由无火焰的高温液体(沸水、热油、钢水)、高温固体(烧热的金属等)或高温蒸气等导致的组织损伤。一般接触 70 ℃ 的温度持续 1 min,皮肤就会被烫伤;而当皮肤接触 60 ℃ 的温度持续 5 min 以上,可能会形成低温烫伤。婴幼儿由于皮肤薄弱,更易烫伤——温度在 65～70 ℃ 时,2 s 内就可使幼儿发生严重烫伤。而患有糖尿病的老年人,由于感觉灵敏度降低,常常发生低温烫伤而不自知。因此应加强安全教育,提高防范意识。

烫伤的诊断不需要特殊检查,经过医生的观察和明确的接触史即可确诊。烫伤的严重程度要根据烫伤的部位、面积和烫伤的深浅度综合评价。一般分为三度:一度烫伤,指烫伤只损伤皮肤表层,局部轻度红肿,可有少量水疱形成,疼痛明显;二度烫伤,指烫伤累及真皮层,表现为局部明显红肿痛,形成大小不等的水疱;三度烫伤不仅累及皮肤,还累及肌肉、骨骼等,创面无水疱,痛觉消失。对于二度及三度烫伤,务必前往医院就诊,接受专业治疗。

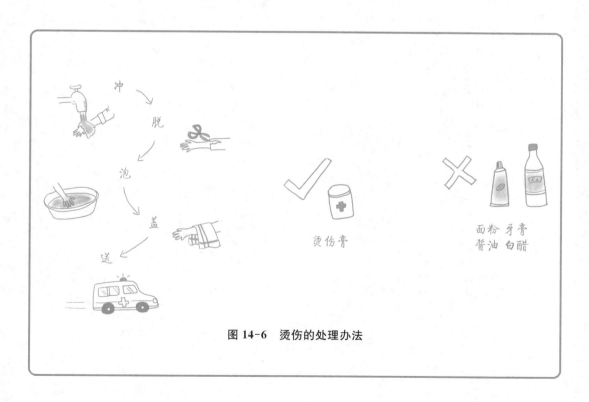

图 14-6 烫伤的处理办法

预防与康复

1. 冬季使用热水袋时,切记拧紧盖子,并试试漏不漏水;另外用稍厚的棉布包裹牢靠,切忌热水袋直接紧贴皮肤,防止低温烫伤。糖尿病老人应尽量避免独自用热水洗脚或使用热水袋。

2. 暖气、火炉等务必用围栏围好,热水瓶、熨斗等要存放在孩子够不到的地方,不能放在有桌布的桌上,防止婴幼儿、青少年意外烫伤。

3. 洗澡时,先放冷水,再放热水,水温不可高于 40 ℃,热水器设定温度不可高于 50 ℃。

4. 家庭成员有必要接受烫伤等知识科普,防止面对意外时处理错误,贻误或加重病情。

5. 如果出现一度烫伤,只要正确处理伤口(干净冷水冲洗、局部降温),多在短期内痊愈,不留伤疤;如果出现二度烫伤,不可强行撕去水疱皮,可用消毒的针尖轻轻刺破水疱边缘、放出疱液,随后涂抹烫伤膏,进一步前往医院接受治疗;如果出现三度烫伤,此时需要密切关注烫伤者的生命体征,谨防呼吸、心跳骤停,立即用干净纱布遮盖好受伤部位并立即就医,切不可用生冷水冲洗创面或用酱油、牙膏等涂抹创面,如果患者烦躁,可给予少量温水或淡盐水,切不可骤然饮用大量热水。

第七节 冻 伤

冻伤是由低温寒冷侵袭导致的损伤，可分为非冻结性和冻结性两种冻伤。

平日我们常见的冻疮就属于非冻结性冻伤，手、足、耳等部位多见，局部出现淤血、渗血，如果继发感染会形成糜烂或破溃。而另一种冻结性冻伤，又称为"冻僵"，多见于野外遇到暴风雪、陷入冰雪中，或不慎受到制冷剂（液氮、固体二氧化碳等）的损伤，严重者可出现心、脑、血管的严重损害，甚至危及生命、致死。

冻伤的严重程度与所接触的低温温度及时间密切相关，严重者甚至危及生命，因此妥善的后期处理和治疗很重要，当然提前做好防寒保暖工作也非常重要。

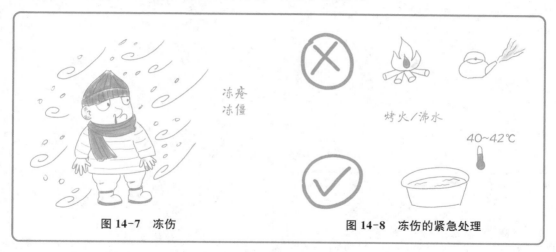

冻疮
冻僵

烤火/沸水

40~42℃

图 14-7　冻伤　　　　　　　　　　图 14-8　冻伤的紧急处理

预防与康复

1. 冬季在野外劳动、执勤时，提前做好防寒、防潮、保暖工作（穿好防寒防水防风服，戴好帽子、手套、耳罩，足部也要保暖），避免长时间不动，可高热量饮食，切勿饮酒。

2. 预防非常重要，尤其是体温调节功能差的儿童和老人，以及既往患过冻疮的人群。

3. 发生普通冻疮后，局部皮肤如无糜烂或破溃，可涂抹冻疮膏；如发生糜烂或破溃，则应使用含有抗生素和皮质醇的软膏；不确定时，前往正规医院治疗。

4. 发生冻结性冻伤后，应立即脱离低温环境和冰冻物体，但切勿用火炉烘烤，而应该用足量的 40～42 ℃恒温温水浸泡伤处或全身，在 15～30 min 内使体温迅速提高到接近正常体温。同时立即赶往医院接受正规治疗。

第八节　触　电

　　一定电流通过人体引起不同程度组织损伤,或器官功能障碍,或猝死,称为电击,俗称触电。电击除了触电部位的局部损伤外,还会造成全身性损伤。包括三种类型:低压电(≤380 V),高压电(>1 000 V)和超高压电或雷击(电压在 10 000 V 以上)。雷击多见于户外劳动的农民、建筑工人和运动员等。

　　受到高压电击特别是雷击者,会发生意识丧失、心搏和呼吸骤停。

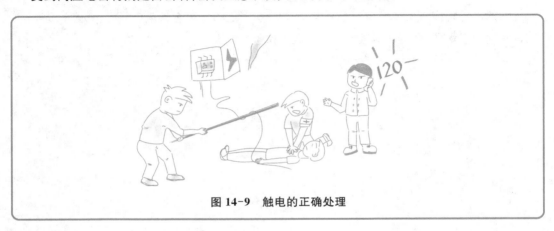

图 14-9　触电的正确处理

预防与康复

　　1. 发现触电病人后,应立即切断电源,用绝缘物将病人与电源隔离。

　　2. 对心脏停搏和呼吸停止者,立即进行紧急心肺复苏(具体方法见本章第一节)并就近转送医院进行抢救。

　　3. 定期对家用及工作场所的电器和线路进行检查、检修。

　　4. 雷雨天气应关好门窗,避免户外活动;避免使用无防雷措施的电视、音响等电器。

　　5. 户外工作者,切勿站在高处或在田野上走动,或在树下避雨;避免接触天线、水管或金属装置。

　　6. 向儿童讲述防止触电的知识,教育儿童玩耍时注意远离周围可能带电的设备,不要接触电线;家庭做好用电防护。

　　7. 在空旷场地遭遇雷电时,应立即卧倒、远离树木和桅杆,不宜撑伞。

第九节　农　药　中　毒

疾病介绍

　　农药主要包括杀虫药、灭鼠药和除草剂。日常生活中常见的农药中毒有急性有机磷杀虫药中毒、急性百草枯中毒和灭鼠药中毒。轻生、误服和直接接触是农药中毒的常见原因。

　　1. 有机磷农药中毒：呼出气往往有大蒜味，伴有多汗、流涎、瞳孔缩小等典型表现，应立即将病人撤离中毒现场，迅速脱去沾有农药的衣服，用肥皂水清洗沾染农药的皮肤、毛发和指甲，眼部污染时立即用清水冲洗，并转送至就近医院进行洗胃、解毒等治疗。

　　2. 急性百草枯中毒：病死率高达 90%～100%，且无特效解毒药，如怀疑百草枯中毒应立即将病患送至当地医疗条件最好的医院，越快越好，并做好最坏的心理准备！

　　3. 灭鼠药中毒：轻者可表现为头痛头晕、四肢麻木、乏力、恶心呕吐、腹痛等；重者可表现为惊厥、抽搐、癫痫大发作、呼吸困难甚至昏迷等。怀疑口服中毒者，应立即清水洗胃、催吐，越早越好；皮肤接触者应立即脱去衣物、清洗皮肤。无论病情轻重，均应立即去医院。

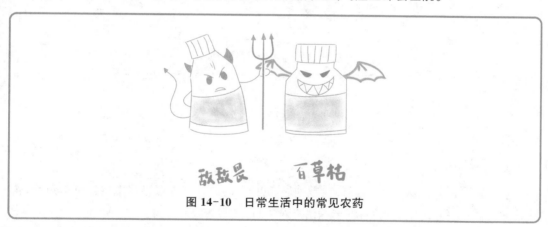

图 14-10　日常生活中的常见农药

预防与康复

　　1. 生产和加工有机磷农药的过程中，需严格执行安全生产制度和操作规程；搬运和应用农药时应做好安全防护。对于慢性接触者，需定期体检和测定全血胆碱酯酶活力。

　　2. 百草枯应集中管理使用，严禁私存；盛装百草枯的容器应有警告标志，以防误服；使用百草枯前应接受安全防护教育，并穿长衣长裤，同时佩戴防护镜，避免暴露皮肤和逆风喷洒。百草枯中毒十人九死，活下来的生不如死，需万分小心。

　　3. 生命可贵，切不可因为一时动气或报复心理而服毒。

<h1 style="text-align:center">第十节　疼　痛</h1>

　　疼痛是人类大脑对机体组织损伤的刺激所产生的一种不愉快的主观感觉和情绪。疼痛可分为急性疼痛和慢性疼痛,一般在损伤愈合后仍然持续存在大于 3 个月的是慢性疼痛;根据病因分为中枢性疼痛、外周疼痛和心因性疼痛。一般在疼痛门诊可根据疼痛等级量表(如图 14-11)向医生反映疼痛的程度,医生会根据情况选择合适的治疗或康复方案。

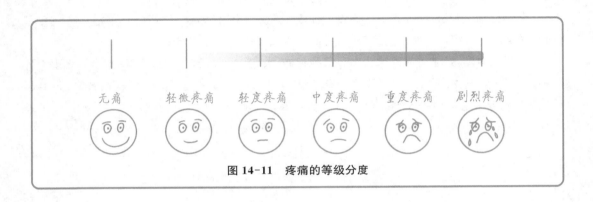

无痛　　轻微疼痛　　轻度疼痛　　中度疼痛　　重度疼痛　　剧烈疼痛

图 14-11　疼痛的等级分度

预防与康复

　　1. 急性疼痛

　　(1) 重视患者的教育及心理辅导,帮助患者减轻疼痛,让患者了解疼痛的意义与风险,告知患者疼痛的评估方法,介绍可选择的治疗药物与方法,共同商讨方案。

　　(2) 急性疼痛应早治疗,根据不同部位和性质的疼痛采取不同方案,加强随访与评估。

　　(3) 平衡镇痛和多模式互补镇痛,尽量减少阿片类药物的使用,避免不良反应。

　　2. 慢性疼痛

　　(1) 减缓疼痛:采用理疗、冷敷、热敷等方法控制疼痛。

　　(2) 改善功能状态:包括身体状态、精神状态和家庭社会关系。

　　(3) 防止阿片类药物的滥用和成瘾:有效的药物使用采用"4A 原则",即有效镇痛、心理和生理、防止不良事件、异常觅药行为的评估。

　　(4) 定期随诊,建立长期的医患沟通机制,建立信心,共同对抗疼痛。

第十五章
常见化验检查解读

第一节 血 常 规

血常规检查项目简单,费用低廉,且抽血不受进食影响,在临床应用最为广泛。血常规就是检查血液成分的数量及比例,检查内容一般包括三大方面:红细胞系统、白细胞系统和血小板系统。

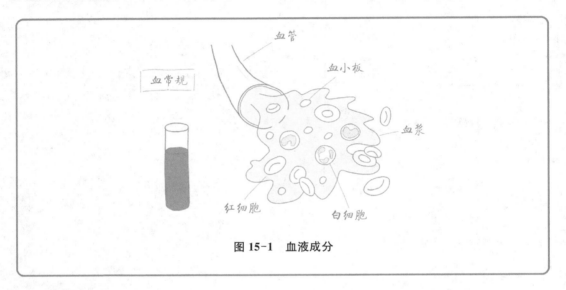

图 15-1 血液成分

重要指标分析

1. 红细胞系统——运氧工程队。主要包括红细胞、血红蛋白等指标。红细胞数量增多,常见于红细胞增多症或血液被浓缩;红细胞或血红蛋白数量减少,就是贫血,减少越多贫血越严重。成年男性血红蛋白＜120 g/L,成年女性血红蛋白＜110 g/L,是贫血的诊断标准。

2. 白细胞系统——人体警卫队。白细胞是人体防御系统的重要组成部分,负责消灭病原体,保卫健康,主要包括白细胞、中性粒细胞、淋巴细胞等。白细胞及中性粒细胞增高,多表明有炎症、感染存在,此时病人多有发热症状。如果儿童或年轻人白细胞总数非常高,且伴有贫血,应考虑白血病的可能,需进一步做骨髓穿刺检查。白细胞总数降低多见于病毒感染、血液病、自身免疫疾病等。

另外还有一种细胞叫嗜酸性粒细胞,这种细胞增多表示可能存在过敏性疾病、某些皮肤病或寄生虫病感染。

3. 血小板系统——抗洪抢险队。血小板的主要功能是参与机体的止血与凝血,其功能是否正常主要是看血小板数量。血小板数量过高时血液会处于高凝状态,容易发生血栓;过低则容易发生出血,如鼻衄、牙龈出血、皮肤出血点或瘀斑等。

第二节 尿 常 规

概 述

尿常规的检查内容主要包括尿白细胞(看尿路感染)、尿糖(看糖尿病)、尿隐血(看尿路损伤或肿瘤)、尿蛋白(看肾脏疾病)、尿胆红素(看肝脏疾病)等。

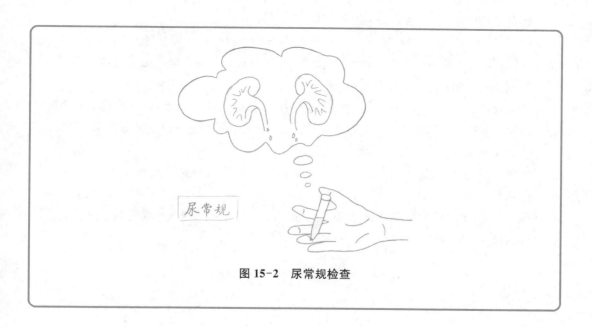

图 15-2 尿常规检查

注意事项

1. 避免污染:采用医院提供的专用容器。

2. 取中段尿:不要一开始小便就直接取,需排掉开始的部分尿液后留样。

3. 采尿时间:任意时间的新鲜尿液。做尿细菌培养、尿糖、尿蛋白、尿胆酸或妊娠检查则以清晨第一次尿为佳。

4. 女性应避开月经期,以防影响结果。

5. 近期服用药物情况应向医生说明。

重要指标分析

1. 尿白细胞(U-LEU)。正常参考值：<5 个/高倍视野。

正常人尿中有少数白细胞存在，离心尿液中每高倍镜视野不超过 5 个。异常时，尿中含有大量白细胞，表示泌尿道有化脓性病变，如肾盂肾炎、膀胱炎及尿道炎等。

2. 尿酮体(U-KET)。正常参考值：阴性(－)。

阳性多见于糖尿病酮症、饥饿状态等。

3. 尿糖(GLU)。正常参考值：阴性。

如果阳性，则多见于以下几种情况：(1) 血糖增高性糖尿(提示糖尿病)；(2) 血糖正常性糖尿；(3) 假性糖尿。

4. 隐血(BLO)。正常参考值：阴性。

如果阳性，则表示可能存在以下情况：泌尿系结石、急性肾炎、慢性肾炎、肾盂肾炎、膀胱炎、狼疮性肾炎、泌尿系统肿瘤、结核等。女性月经期间也会出现尿隐血阳性，应告知医生。

5. 尿蛋白(PRO)。正常参考值：阴性。

如果尿蛋白定性试验阳性或定量试验尿蛋白浓度大于 100 mg/L 或 150 mg/24h 尿液时称蛋白尿。常见于各种肾炎或肾病综合征。正常人早晨也可能会出现假性蛋白尿。

6. 尿胆原(URO 或 UBG)。正常参考值：弱阳性。

如果阳性，多见于溶血性黄疸、肝病等。如果阴性，可能为梗阻性黄疸。

7. 尿胆红素(U-BIL)。正常参考值：阴性。

如果阳性，多见于胆石症、胆道肿瘤、胰头癌等引起的梗阻性黄疸；或肝癌、肝硬化、急慢性肝炎、肝细胞坏死等导致的肝细胞性黄疸。

第三节 血 生 化

概 述

血生化包括肝功能、肾功能、血糖、血脂、心肌酶谱等几个大的方面。

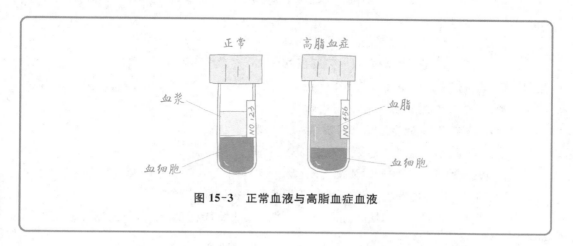

图 15-3 正常血液与高脂血症血液

注意事项

1. 检查前一天晚餐应避免饮酒(可能导致肝功能指标异常)。

2. 检查前一天晚餐清淡饮食,不要进食高脂肪、高蛋白食物(可能会导致血脂异常)。

3. 检查前一天晚上 10 点后不要再进食,检查当天不能吃早餐(可能导致血糖升高)。

4. 检查前一两天避免剧烈运动(可能导致心肌酶谱异常)。

5. 检查前 4 小时之内尽量避免输液。

重要指标分析

1. 肝功能:包括转氨酶、胆红素和蛋白。

(1) 转氨酶或胆红素升高:提示肝功能受损,可能有急、慢性肝炎,肝硬化,肝癌,胆结石,胰腺或胆道疾病导致的梗阻性黄疸,胆管炎或者溶血性疾病。

(2) 蛋白包括白蛋白和球蛋白。

白蛋白降低常见于:①白蛋白合成障碍,如营养不良、肝脏疾病、慢性消化道疾病;②白蛋白消耗或丢失过多,如消耗性疾病,恶病质,肾病综合征,急性大出血,严重烧伤,大量胸、腹腔积液形成等。

2．肾功能：包括肌酐、尿素氮和尿酸。

（1）肌酐增高多见于肾实质性损害，其值升高 3～5 倍提示有尿毒症的可能；如升高 10 倍，常见于尿毒症。如果肌酐和尿素氮同时升高，提示严重肾功能损害。

（2）血尿酸增高多见于痛风患者。

3．血糖：即葡萄糖。

（1）血糖升高超过空腹 7.0 mmol/L 为糖尿病，建议做糖耐量试验，以明确诊断。

（2）血糖降低多见于注射或服用过量胰岛素或降血糖药；少见于胰岛素分泌过多疾病，如胰岛细胞增生或肿瘤。

4．血脂：总胆固醇、甘油三酯和载脂蛋白。

总胆固醇升高、低密度脂蛋白（"坏"脂蛋白）升高、高密度脂蛋白（"好"脂蛋白）降低、甘油三酯升高，均是冠心病的重要危险因素。如果您的生化指标有上述改变，需管住嘴、迈开腿；调整饮食，少吃荤多吃素；加强锻炼，减轻体重。

记住：高高低低，即高密度脂蛋白高好，低密度脂蛋白低好。

5．心肌酶谱：肌酸激酶和乳酸脱氢酶。

（1）肌酸激酶（CK）及肌酸激酶同工酶（CK-MB）：如果升高，需小心急性心肌梗死；如果病人同时有胸闷、胸痛的症状，必须尽快去正规医院进行检查和治疗。

（2）乳酸脱氢酶（LDH-L）增高：常见于心肌梗死、肝炎、肺梗死、某些恶性肿瘤、白血病等。这个指标特异性不高，仅作参考。

第四节 电 解 质

概 述

电解质主要包括钾、钠、氧、钙、磷、镁等。人体维持血电解质平衡非常重要,如果异常需紧急就医处理。

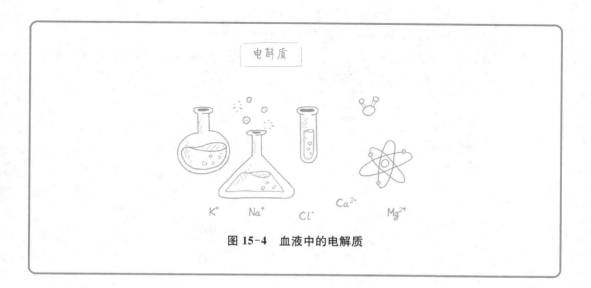

图 15-4 血液中的电解质

重要指标分析

1. 钾(K):正常值(血清/浆) 3.5~5.5 mmol/L。

血钾是心电活动的重要离子介质,增高或降低都是极其危险的。血钾增高可能会引起心脏停跳;血钾降低可引起神经、肌肉、消化系统功能减退,严重时可发生膈肌无力、呼吸困难,各种心律失常,甚至心跳骤停。所以,当血钾异常时一定要及时就诊!

2. 钠(Na):正常值(血清/浆) 135~145 mmol/L。

血钠降低:临床上较为多见。原因无非是"排得多了"(如呕吐、大量出汗、肾病或使用利尿剂导致钠经尿排出过多)和"进得少了"(如胃口不好吃得少、胃肠道手术后吸收不良)。低钠血症主要症状为胃肠道症状,表现为软弱乏力、恶心呕吐、头痛思睡、肌肉痛性痉挛、神经精神症状。血钠增高一般少见。

3. 氯(Cl):正常值(血清/浆) 95~105 mmol/L。

常和血钠同时升高或降低,原因同上,症状也同上。钠和氯其实就是我们吃的盐。如果低钠低氯,需饮食偏咸一些;如果高钠高氯,需饮食偏淡些。

4. 钙(Ca)：正常值(血清/浆) 2.25～2.58 mmol/L。

(1) 血钙增高常见原因：甲状旁腺功能亢进、骨肿瘤、多发性骨髓瘤、结节病等。当血钙高于或等于 3.75 mmol/L 时称为高钙危象，可引起致命性心律失常，需紧急救治。

(2) 血钙降低常见原因：甲状旁腺功能减退、甲状腺手术后，佝偻病和软骨病，慢性肾炎、尿毒症、肾移植或进行了血透析。低血钙的主要症状是神经、肌肉兴奋性增高，可出现惊跳、手足抽动或震颤、惊厥、呼吸心跳加快等。

5. 磷(P)：正常值(血清/浆) 0.97～1.61 mmol/L。

血磷与钙的变化一般是相反的，原因也相反。可参考上一条。

6. 镁(Mg)：正常值(血清/浆) 0.75～1.25 mmol/L。

(1) 缺镁的表现：精神紧张、记忆力减退、癫痫样发作、心律失常。

(2) 血清镁浓度升高到 3 mmol/L 及以上可引起四肢无力、嗜睡、昏迷，严重者呼吸停止；当血清镁浓度达 7.5～10mmol/L 时，可发生心跳骤停。

第五节 凝血功能

概 述

生活中如果不小心受伤导致出血,我们的身体会立刻启动止血系统,主要包括一期止血和二期止血。一期止血主要是依赖血管收缩和血小板聚集,二期止血主要是体内各种凝血因子通过内源性和外源性两种途径参与凝血过程。凝血因子主要有 14 种,其中 12 种按照罗马数字编号为 FI~FXIII (FVI 为活化的 V 因子,不再被视为独立的凝血因子)。常规凝血功能检测主要是针对二期止血过程中的"主力军"——凝血因子。

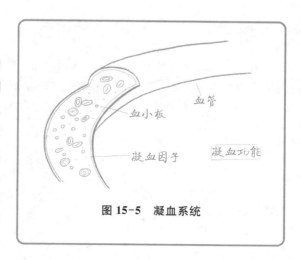

图 15-5 凝血系统

重要指标分析

1. 凝血酶原时间(PT):是外源凝血较为灵敏和最为常用的筛选试验。

(1) PT 延长:见于凝血因子 Ⅰ、Ⅱ、Ⅴ、Ⅶ、Ⅹ 缺乏;也可见于严重肝病、维生素 K 缺乏、口服抗凝药(如华法林、利伐沙班、达比加群)等。

(2) PT 缩短:说明血液处于高凝状态,可见于心肌梗死、脑栓塞、深静脉血栓、多发性骨髓瘤等,但灵敏度和特异度差。

2. 活化部分凝血活酶时间(APTT):是内源性凝血较为灵敏和最为常用的筛选试验。

(1) APTT 延长:见于凝血因子Ⅻ、Ⅺ、Ⅸ、Ⅹ、Ⅴ、Ⅱ 等缺乏;此外 APTT 是监测普通肝素和诊断狼疮抗凝物质的常用试验。

(2) APTT 缩短:见于血栓性疾病和血栓前状态,但灵敏度和特异度差。

3. 凝血酶时间(TT):是测定从向受检血浆中加入"标准化"凝血酶溶液,到开始出现纤维蛋白丝所需的时间。

(1) TT 延长:见于纤维蛋白原缺乏或者功能异常;也可见于血中有肝素或者肝素类物质。

(2) TT 缩短:无意义。

4. 纤维蛋白原(Fg)测定:在受检血浆中加入一定量凝血酶,后者使血浆中的纤维蛋白原转变为纤维蛋白,通过比浊原理计算纤维蛋白原的含量。

(1) 增高:见于糖尿病、急性心肌梗死、风湿病、急性肾小球肾炎、肾病综合征、大面积灼伤、多发性骨髓瘤、休克、大手术后、急性感染、肿瘤以及部分老人等。

(2) 降低:可见于肝脏疾病和纤维蛋白原缺乏。

第六节 肿瘤标志物

　　肿瘤标志物是由肿瘤细胞分泌、基因表达或人体对肿瘤反应而产生的一类物质,能在一定程度上反映肿瘤的存在或生长情况。肿瘤标志物检测的作用有:肿瘤普查、筛选;肿瘤的诊断与鉴别诊断;手术、化疗、放疗疗效监测与预判断。多项肿瘤标志物的联合应用,可提高检测效率。

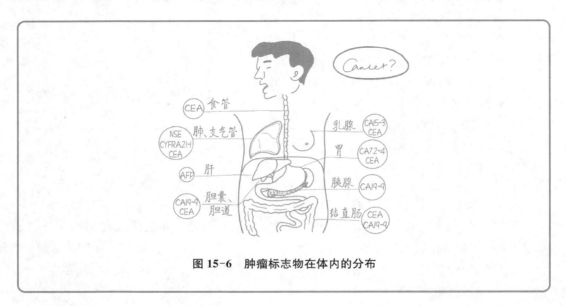

图 15-6　肿瘤标志物在体内的分布

肿瘤标志物对应的肿瘤

　　1. 甲胎蛋白(AFP):肝癌、睾丸癌。

　　2. EB 病毒:鼻咽部肿瘤。

　　3. 前列腺特异抗原(PSA):前列腺肿瘤。

　　4. 癌胚抗原(CEA):消化道肿瘤、肺癌、乳腺癌。

　　5. CA125:卵巢癌、乳腺癌、胰腺癌、肺癌。

　　6. CA15-3:乳腺癌、卵巢癌、肺癌。

　　7. CA19-9:胰腺癌、其他消化道肿瘤。

　　8. NSE:小细胞肺癌。

　　9. CYFRA21-1:肺鳞癌、宫颈癌、食管癌。

　　10. SCCA:宫颈鳞癌。

纠正误解

1. 任何一个肿瘤标志物诊断某种肿瘤都不是百分之百准确。

2. 肿瘤标志物升高,并不等于是癌症;肿瘤标志物正常,并不等于没有癌症。

3. 肿瘤标志物升高一点不需过于紧张,一般高出正常高界2~3倍以上才有意义。

4. 大多数肿瘤是可以预防的,平时预防最重要。

预防关键点

1. 肺癌:戒烟,防雾霾。

2. 胃癌:根治幽门螺杆菌,定期胃镜检查;戒酒;少吃剩菜和腌菜。

3. 肝癌:戒酒,接种乙肝疫苗。

4. 食道癌:避免经常食用滚烫食品,少吃腌菜;戒酒。

5. 肠癌:合理膳食,荤素搭配;定期肠镜检查。

6. 乳腺癌:少用避孕药,少接触含雌激素的化妆品。

7. 宫颈癌:接种人乳头瘤病毒(HPV)疫苗。

第七节　动脉血气分析

概　述

　　动脉血气分析是指测量动脉血的酸碱度(pH)、二氧化碳分压($PaCO_2$)、氧分压(PaO_2)等指标,有助于评估危重患者的肺、心脏和肾脏功能。

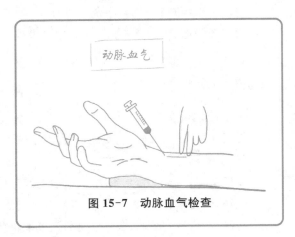

图 15-7　动脉血气检查

重要指标分析

　　1. 血液酸碱度(pH):正常值在 7.35～7.45。

　　(1)增高($pH > 7.45$):碱血症。

　　(2)降低($pH < 7.35$):酸血症。

　　2. 二氧化碳分压($PaCO_2$):正常值在 4.66～5.99 kPa(35～45 mmHg),是指物理溶解在血浆中的二氧化碳所产生的张力。

　　(1)增高:表示肺通气不足,见于代偿性呼吸性酸中毒或代谢性碱中毒呼吸代偿后。

　　(2)降低:表示肺通气过度,见于呼吸性碱中毒或代谢性酸中毒呼吸代偿后。

　　3. 动脉血氧分压(PaO_2):正常值在 10.64～13.3 kPa(80～100 mmHg),是指物理溶解在血浆中的氧气所产生的张力。氧分压低于 60 mmHg 说明开始出现呼吸衰竭了。

　　4. 标准碳酸氢根(HCO_3^- std 或 SB):正常值在 22.0～27.0 mmol/L,是指血液在 37 ℃、血红蛋白充分氧合、$PaCO_2$ 40 mmHg 的条件下,测定的血浆 HCO_3^- 浓度。它主要反映代谢因素。

　　(1)增高:代谢性碱中毒。

　　(2)降低:代谢性酸中毒。

　　5. 实际碳酸氢根(HCO_3^- act 或 AB):正常值在 22.0～27.0 mmol/L,是指在隔绝空气的条件下,取血分离血浆测得的 HCO_3^- 浓度。正常情况下,AB＝SB。如果 AB＞SB,为呼吸性酸中毒;AB＜SB,为呼吸性碱中毒。如果 AB、SB 均低于正常,为代谢性酸中毒(未代偿);AB、SB 均高于正常,为代谢性碱中毒(未代偿)。

第十六章
健康促进医院建设

第一节　概　　述

2006 年世界卫生组织(WHO)定义"健康促进医院"：医院不只提供高品质周全性的医疗与护理服务,而且能发展与健康促进目标紧密结合的企业认同;发展增进健康的组织结构与文化,包括病人与员工有主动和参与性的角色;发展医院本身成为一个能增进健康的物理环境;并主动与其社区合作。

国家卫生健康委员会宣传司健康促进处姜雯处长对"健康促进医院"这样描述：建设健康促进医院,简单说,就是提供一个平台,医院、医务人员、患者、社区居民、社会各界在这个平台上良性互动、互相促进,最终实现患者和公众健康水平的提升。具体地说,就是推动医院管理者将健康促进理念、策略融入医院建设管理和服务的全过程中,通过制定实施有利于健康的政策创造有益于医患身心健康的环境,强化社区健康行动,开展健康教育、优化健康服务等举措,进一步提高患者及其家属、社区居民和医务人员的疾病防治、健康生活方式等方面的知识和技能,提升他们的健康素养和健康水平。

1997 年的《维也纳健康促进医院倡议书》提出了健康促进医院的六个基本原则,包括：①提倡人类尊严、平等、团结与专业伦理,接纳不同群体在需要、价值与文化上的差异;②以提升品质,提升病人、家属与员工需求、环境保护以及学以致用为导向;③以人为中心的全方位健康需求为中心,而不只是提供治疗性的服务;④以病人的需求为中心,为病人及其家属提供健康服务,加快患者治疗及康复过程;⑤最大效率和最低成本地使用健康医疗资源,以对健康改善的贡献大小来合理配置医疗资源;⑥实现不同层级的医疗资源相互配合、上下联动,充分合理利用医疗资源。健康促进医院的四大实施策略则包括：促进参与、增进诚信;增进沟通、信息与教育;合理组织、完善计划、加强管理;不断从经验中学习和完善。

没有全民健康就没有全面小康,为了提升全民健康素养和能力,医院各部门、各科室主动结合专业特色,响应国家号召,与多部门联合,积极开展走进社区、走进军营、走进学校、走进企业、走进公共场所"五走进"系列活动,大力推广健康科普知识,开展各类健康教育和促进活动,让健康促进蔚然成风,全面提升广大群众健康的获得感。

健康促进医院建设是全面践行《健康中国行动(2019—2030)》的重要举措,在建设健康促进医院的过程中不管是医务人员还是患者、家属,都可以得到切实的健康素养的提高。健康促进医院建设势在必行。

第二节　组织管理

健康教育在疾病预防、治疗、保健、康复中起着越来越重要的作用,医院应高度重视健康促进与健康教育工作,进一步做好医院健康教育工作,使健康教育更加规范化、科学化、制度化地发展;并按照各级健康教育考核标准及等级医院评审标准要求成立医院健康教育领导小组,进一步规范健康教育领导小组工作职责,明确岗位分工,制订工作职责。

一、组织结构

主管院长为院级健康教育领导小组负责人。设立专门的健康教育科室及相对固定的专兼职人员,各业务科室和各病区设专人作为兼职健康教育联络员,全面配合健康教育工作。

二、主要职能

领导、规划、组织、协调全院的健康教育工作,将医院健康教育纳入医院工作的议事日程和宏观管理轨道。建立健全医院健康教育工作制度,并将健康教育纳入年终检查评比的内容。各相关职能部门应认真履行所承担的工作职责。

(1) 健康教育科主要职能

① 提出本院健康教育的年度工作计划,并参与组织、实施。

② 负责本院各科室以及社区健康教育工作的业务技术指导,参与健康教育工作的检查、评比和组织协调。

③ 组织医院对大众健康教育讲座的实施。

④ 保管和使用健康教育器材、设备,编印、制作和发放健康教育资料。

⑤ 负责医院健康教育活动的记录和工作总结;健康教育资料、档案的整理和收存。

⑥ 加强与全院各科室的沟通协调并合作开展健康教育工作。

⑦ 负责对新入院职工进行岗前健康教育工作培训。

⑧ 组织专家走进社区、企业、学校等开展医院健康教育。

(2) 医务处配合工作

① 负责医院健康教育义诊咨询的组织协调工作及专家的配备。

② 组织专家走进社区开展健康教育活动。

③ 提供医院健康教育工作中专家团队的支持。

④ 本院医务人员健康教育工作培训。

(3) 护理部配合工作

① 负责全院护理健康教育工作的组织实施和指导。

② 制定护理健康教育工作制度并组织临床科室实施。

③ 制定临床科室健康教育处方及出院指导。

④ 对病区健康教育工作进行检查、指导。

(4) 宣传统战处配合工作

负责医院健康教育工作的宣传报道及与媒体的沟通协调工作,及时将医院健康教育工作动态发布到媒体、网站等。

(5) 团委配合工作

组织青年团员积极参加到医院健康教育工作中;组织团员走进社区开展健康教育;组织志愿者参与健康教育工作。

(6) 工会、职工健康管理科配合工作

负责对本院医护人员进行健康教育工作培训,开展职工健康教育讲座,提高职工健康素养并做好档案管理工作。

(7) 总务处配合工作

负责健康教育活动的后勤保障。

三、医院和健康教育主管部门的工作职能

(1) 医院要定期开展医院健康教育工作的检查、反馈,及时提出持续改进措施,并组织实施。

(2) 医院需每半年召开工作会议一次,讨论医院健康教育工作存在的问题、检查结果,寻找原因,及时提出整改意见。

(3) 健康教育主管部门联合大科护士长每半年进行一次病区健康教育工作的检查,落实检查结果,提出反馈意见。

(4) 健康教育主管部门每年组织一次各科室健康教育宣传员培训,提升工作质量。医院需每年开展一次医院健康教育工作评比、表彰。

(5) 健康教育主管部门应加强健康教育档案管理工作。

第三节 健康环境

医院管理者应将健康促进理念、策略融入医院建设管理和服务的全过程中,通过制定实施有利于健康的政策,创造有益于医患身心健康的环境(如图16-1),强化社区健康行动,开展健康

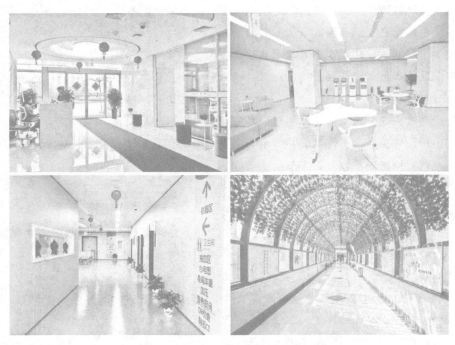

图 16-1 有益于医患身心健康的环境

教育,优化健康服务等举措,进一步提高患者及其家属、社区居民和医务人员的疾病防治、健康生活方式等方面的知识和技能,提升他们的健康素养和健康水平。进一步强化从以治疗为中心向以人民健康为中心理念的转变,全方位、全周期服务于人民的健康。

健康融入所有角落

信息化建设为医院的快速发展奠定了重要的基础,以人工智能为代表的新技术能够更精准、更方便地为用户带来权威医学信息,为内容和传播渠道的更好融合提供保障,让公众享有更优质的健康信息服务。在医疗健康领域,应充分发挥科技的优势,借助互联网的力量,通过健康科普教育,提升公众的健康素养,倡导健康、文明的生活方式,提高老百姓的健康认知能力与科学素养,推动"健康中国"建设。

具体措施:医院候诊屏幕应定期更新,播出多档科普节目、科普微电影、科普文章、各类讲座信息等,供广大患者在等待之余收看,提升大众的健康素养,弘扬健康的生活方式。可在病区、诊间设置健康教育宣传栏、健康教育处方等,在门诊服务中心设立健康教育咨询处,标识健康宣传标语、倡导健康生活方式,全方位为患者提供健康教育宣传。包括但不限于上述类型的健康促进措施。

第四节 无烟医院

为深入推进"无烟医院"创建活动的全面开展,让控烟禁烟工作成为维护医院环境健康整洁的一项重要举措,医院把控烟工作纳入医院综合目标年度计划和各项管理规定,成立控烟督查、巡查组织,专人负责,明确职责,依据控烟考核奖罚制度,落实各项控烟措施,提倡医院职工带头戒烟,不在工作场所和公共场所吸烟。医院成立专门的控烟小组,设立控烟巡查员,积极创建无烟环境。制作戒烟健康教育处方,每年的世界戒烟日开展以控烟为主题的讲座、义诊活动。医院应设有戒烟专科门诊,门诊及住院患者病历中明确有无吸烟史。

附件1:无烟医疗机构/单位现场考核评估表

县(市、区)名称:　　　　　　　　　　医疗机构(单位)名称:

评估标准	分值	得分
一、成立控烟领导组织,将无烟机构建设纳入本机构发展规划　10分		
1.本机构有控烟领导小组,并职责明确(2分)	2	
2.各部门有专人负责控烟工作,并职责明确(2分)	2	
3.将控烟工作纳入本机构的工作计划(包括资金保障)(3分)	3	
4.领导班子成员不吸烟(3分,有一位成员吸烟扣1分,扣完为止)	3	
二、建立健全控烟考评奖惩制度　5分		

评估标准	分值	得分
1. 本机构有控烟考评奖惩制度(1分)	1	
2. 有控烟考评奖惩标准(2分)	2	
3. 有控烟考评奖惩记录(2分)	2	
三、所属区域有明显的禁烟标识,室内完全禁烟　35分		
1. 本机构所属管辖区域至少在入口处、等候室、会议室、厕所、电梯、楼梯等区域内有明显的禁烟标识(12分,缺一处扣2分,扣完为止)	12	
2. 本机构室内场所完全禁止吸烟(13分,每发现一个烟头扣1分;发现吸烟者无人劝阻1次扣1分;如有工作人员在室内抽烟,发现一次扣2分,扣完为止)	13	
3. 设置室外吸烟区(尽量远离密集人群和必经通道)(3分),有明显的引导标识(2分)	5	
4. 机构内人员不得穿工作服在吸烟区吸烟(5分,发现一个扣5分)	5	
四、设有控烟监督员和巡查员　10分		
1. 机构内设有控烟监督员和巡查员(2分)	2	
2. 对控烟监督员和巡查员进行相关培训,并有培训记录(3分),有定期监督、巡查记录(5分)	8	
五、开展多种形式的控烟宣传和教育　10分		
1. 有固定的控烟宣传栏、板(如院内电视、展板、宣传栏等)(3分)	3	
2. 有相关控烟传播材料(如海报、折页、健康处方等)(4分)	4	
3. 对大众开展控烟宣传活动(如讲座、咨询等)(3分)	3	
六、明确规定全体职工负有劝阻吸烟的责任和义务　5分		
1. 有对职工进行控烟知识相关培训(包括劝阻技巧等),并有培训等记录(2分)	2	
2. 有劝阻工作相关记录及相关制度(3分)	3	
七、鼓励和帮助吸烟职工戒烟　5分		
1. 掌握机构所有员工吸烟情况(2分)	2	
2. 对员工提供戒烟服务(3分)	3	
八、所属区域内禁止销售烟草制品　5分		
医疗卫生机构内的商店、小卖部不出售烟草制品(5分)	5	
九、医务人员掌握控烟知识、方法和技巧,对吸烟者至少提供简短的劝阻和戒烟指导　10分		
1. 医务人员了解吸烟的危害和戒烟的益处(4分)	4	
2. 相关科室的医生掌握戒烟方法和技巧(4分)	4	
3. 相关科室的医生对门诊、住院病人中的吸烟者进行劝阻和戒烟指导并有记录(2分)	2	
十、医疗机构在相应科室设戒烟医生和戒烟咨询电话　5分		
1. 设有戒烟门诊或相应科室设戒烟医生(2分),并有工作记录(1分)	3	
2. 设有戒烟咨询电话并有工作记录(2分)	2	
总分	100	

评分说明:

1. 无烟医疗卫生机构评估标准评分表总分为100分,达标标准为80分。

2. 公共卫生机构和卫生行政部门不对第九、十项进行评估,总分 85 分,达标标准为 68 分。

3. 第一至八项标准中有一项为 0 分,即视为不达标。

考评员(签名): 日期: 年 月 日

附件 2:控烟工作制度

为了让广大患者和医务人员有一个文明、健康、和谐的医疗服务环境,提高大众控烟知识和控烟参与意识,并向其提供戒烟咨询和技术指导,制定本制度。

一、在医院控烟领导小组的领导下,由医院控烟工作办公室具体负责本制度的实施。

二、各级、各类人员不得在医院内所有诊疗区域、办公区域、公共场所等非吸烟区吸烟。

三、在院内张贴禁止吸烟的醒目标识。

四、医院不接受烟草广告商赞助和标明了烟草广告的物品,院内不刊登、张贴、播放、散发烟草广告;在职工办公室、会议室、工作场所不得设有烟具及烟草相关的物品。

五、定期向全院职工、门诊及住院病人开展控烟知识讲座,利用宣传栏、网站、院报和宣传小册子等形式进行控烟宣传。

六、医务人员应掌握控烟知识、方法和技巧,可对吸烟者提供简短的劝阻指导。

七、全体员工均是控烟义务宣传员,应大力宣传吸烟有害健康等控烟知识。

1. 均有义务进行同伴教育及相互监督。

2. 均有义务对病人家属进行控烟宣传。

八、对在院内非吸烟区吸烟的人,全院工作人员均有责任进行劝阻或指引其到吸烟区内吸烟,劝阻无效时可逐级向上报告或请相关工作组人员协助处理。

九、各科室行政主任(科长)为本科室控烟第一工作人,负责本科室控烟工作;病区护士长负责本病区区域内控烟工作。

十、医院将控烟目标作为年度考评参考条件。

十一、对试用期人员违反规定的,医院不予接收。

第五节 健康教育

一、多措并举,激发医务人员健康教育活力

医院开展健康教育主要依靠医务人员,应积极建立、完善激励约束机制,调动医务人员参与健康教育的积极性。营造“全员科普”氛围,加强教育培训,提升健康科普意识,将科普工作融入医务人员的日常工作中,让健康知识传播成为自觉、自愿的服务行为;强化监督考核,制定科室健康教育考核标准,根据绩效考核结果对提供健康教育服务的相关科室进行补偿,建立与绩效考核挂钩的拨付机制;建立医师档案,对医务人员的健康教育活动记录在案,在职称晋升、人事薪酬等

方面做好政策配套;建立、完善健康教育学科体系,促进科研提升,积极申报健康教育相关项目,鼓励健康教育相关研究;组织科普比赛、健康教育工作评比等,评选表彰"科普达人""宣传先进工作者"等优秀集体和个人,给予表彰。

二、聚焦患者需求,精准普及健康知识

针对不同受众群体需求,开展精准健康科普。推行全人关怀理念,医务社工、医生、护士、康复治疗师等组建跨专业合作团队,在病区开展临床社工服务项目,开展病友互助小组、家属减压小组、个案服务等人文服务,同时发展"医社融合,协同发展"的模式,走入社区、学校、企业,为患者提供全方位、全覆盖、有针对性的健康知识普及。汇聚热心的临床专家,以专科疾病为特点组建患友会,患友会活动为提升患者治疗效果,帮助患者重返家庭和社会,推动医患和谐、社会发展起到了重要的作用。围绕患者关心的常见病、多发病,医院自主制作医学科普直播节目,请专家走进医院演播室,线上讲解健康知识、答疑解惑,全面传播健康知识。

三、创新科普形式,健康教育贴近群众

每个人是自己健康的第一责任人。通过演唱会、话剧、歌曲、漫画等群众喜闻乐见的形式,把健康知识科普"唱给你听""演给你看",让广大群众听得懂、记得住。将传统媒体与新兴媒体有效结合,网站、微信、微博、院报、演播室、抖音平台等优势互补打造健康知识传播矩阵。与主流品牌媒体栏目合作,推出系列健康科普节目和专题报道。通过公众号、抖音号等,形成强大的健康科普融媒体矩阵。(如图16-2)

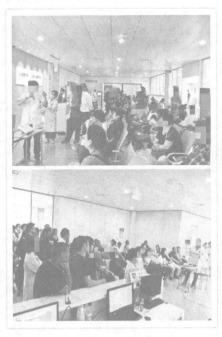
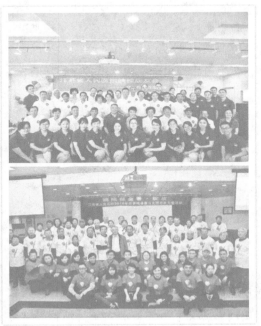

候诊教育   患友会

图16-2　健康教育形式举例

科普与舞蹈结合,这种别具一格的健康科普传播方式,形式新颖,可操作性强。医务人员创意十足,推出"白金十分钟""海姆立克""灾难来临"等一系列广场舞和健脑操等健身舞蹈,深受广大百姓喜爱。以医患真情为题材,以肿瘤患者心路历程为剧情,由医生作曲及编剧,并由医护人员与患者同台演绎,这不仅是一台音乐剧,更是一次心灵的疗愈。(如图 16-3)

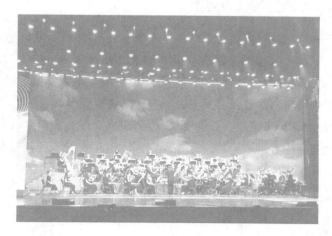

图 16-3 科普与音乐剧

建设健康促进医院,鼓励医疗机构和医务人员开展各种形式的健康教育,是实现从以治疗为中心转向以人民健康为中心的具体体现,也是广大医院努力践行全方位服务于人民健康的具体实践。健康促进医院不仅仅提供临床的服务和疾病的治疗,更是在医院整体的服务管理全流程过程中,都把健康促进和健康教育理念融入其中,建立以病患的需求和以健康为中心的整体医疗服务系统,最终的目的是提升整体的人群健康水平和健康素养。健康促进医院的目标是把医院打造成为健康促进的中心。因此,在建设健康促进医院的过程当中,服务对象不仅仅包括患者,也包括了患者的家属,通过建设健康促进医院覆盖和辐射到更广泛的人群。这其中还包括医务人员自身,通过建设健康促进医院这个过程提高医务人员自己的健康水平。健康促进医院是对现代医学职业的核心价值体现,同时它也体现了整体医学观和人文医学观,是我们提升全民健康素养与健康水平的重要策略。

附件1:医院门诊健康教育工作制度

一、各科要根据患者及家属的不同需求,在诊疗过程中有针对性地开展健康教育工作。

二、在导医台设立门诊健康教育咨询台,做好相关工作记录。

三、门诊各部门工作人员在接待病人时,可口头讲解常见病、多发病的防治宣传,并发放宣传资料等。

四、门诊医生在诊治过程中应针对病情开展口头教育,将口头教育的主要内容记录在病历中,并发放健康教育处方。

五、门诊大厅设立健康教育处方等资料免费取阅处,工作人员要随时保证各种资料的齐全。

六、门诊候诊区域显示屏滚动播放与健康教育相关的宣传资料。

七、相关科室做好首诊问烟制,导医台有责任对病人进行控烟知识的宣传,劝阻吸烟。

八、门诊各楼层设健康教育宣传员,负责楼层健康教育工作监管,包括处方更新、屏幕宣传资料收集;宣传栏内容以专科疾病为主,结合各种卫生日主题。

附件2:医院出入院、住院患者健康教育制度

对出院患者进行健康指导是疾病管理非常重要的部分,可以有效发挥健康教育在疾病治疗和康复中的作用,为住院病人及其家属提供疾病健康管理相关信息,提高病人、家属自我护理能力,改善健康状况。对出院后患者进行健康指导也是医院密切联系患者的桥梁和纽带,使医院更加贴近社会,贴近大众,是对医疗服务的有益补充,把健康教育贯穿于患者治疗的全过程,通过对病人从入院、住院期间到出院后进行健康教育,不仅有助于临床医疗效果的追踪观察,而且有利于及时了解患者康复中的健康问题,特别对慢性病的预防和康复有更重要的现实意义。

一、各病区建立健康教育手册,为病人提供健康教育资料。

二、责任护士应评估出院病人的健康教育需求,有针对性地对患者开展入出院及住院健康教育。

三、入院患者健康教育

(1)介绍病人的权利义务。

(2)介绍管床医生和责任护士。

(3)介绍病区的生活环境及床头呼叫器等的使用。

(4)介绍医院规章制度,如开饭时间、查房时间、治疗时间、探视时间、护理级别等,以及住院期间不擅自离院、未经主管医生允许不得擅自使用自购药等。

(5)介绍医院安全制度,如何预防跌倒等安全工作。

四、住院患者健康教育

(1)疾病知识的教育:开展一对一教育及小组教育,鼓励病人参加科室组织的健康教育活动。

(2)饮食教育:治疗饮食的教育等。

(3)活动:对活动与治疗、饮食的关系,疾病与活动的关系进行解读。

(4)用药指导:指导患者正确用药,了解药物使用的注意事项,学会观察药物的不良反应。

(5)教育患者正确留取标本及常规检查要点。

(6)心理卫生教育:鼓励病人保持心理健康,积极配合治疗护理。

(7)住院费用的查询和解释。

五、出院健康教育

(1)疾病知识的教育。

(2)出院后休息与活动原则的指导。

(3)有效地使用药物的指导,包括药物服用方法、药物的保管、药物治疗的注意事项等。

(4)疾病防治技能的培训,如胰岛素注射要点、造口袋的使用方法等。

(5)饮食指导及疾病康复指导。

(6) 心理护理。

(7) 随访要求。

(8) 对出院患者发放健康教育处方。

六、出入院病人健康教育的内容记录在护理记录和出院小结上。

七、执行护理部制定的健康教育管理标准和操作流程。

医护人员应根据患者在疾病不同阶段的不同需求进行指导,而不是局限于入院介绍或出院指导时进行。将患者健康教育贯穿于临床治疗与护理的全过程,充分利用医院这种特殊环境有针对性地实施健康教育,达到预期效果。

附件3:健康教育持续质量改进工作制度

采用 PDCA 循环法即 Plan(计划)、Do(执行)、Check(检查)和 Action(处理),对医院健康教育进行评价考核,目的是促进医院教育工作持续质量改进,更好地服务于大众,创新健康教育模式。

一、根据医院工作重点及省市健康教育规范要求,健康教育科根据 PDCA 质量管理循环法对医院健康教育工作进行持续质量改进管理,并制定持续质量改进方案。

二、持续质量改进内容包括医院健康教育所涉及的健康教育宣传栏、健康教育讲座及义诊咨询、健康教育处方、病区健康教育工作、社区健康教育等。

三、健康教育科每季度对医院健康教育工作进行评估、检查,认真汇总收集到的意见及检查的结果,并对评估检查结果进行分析,找出存在的问题,分析问题,并制订出问题的改进措施,在下一季度进行改进后的效果评价。

四、评估、检查采用的方式:问卷调查法(发放调查表,对健康教育活动进行评价)、现场观察法、访谈、技能演示、口头询问、小组征求意见、健康教育微博、微信公众平台互动、来信来电等。

五、每年对医院健康教育工作成绩优秀者进行表彰。

六、护理部设专人负责健康教育工作,病区健康教育持续质量改进主要由护理部负责,健康教育科以门诊、大众讲座、义诊咨询(包括社区)为主。

参考文献

[1] 万学红,卢雪峰.诊断学[M].8版.北京:人民卫生出版社,2013.

[2] 葛俊波,徐永健.内科学[M].8版.北京:人民卫生出版社,2013.

[3] 陈孝平,汪建平.外科学[M].8版.北京:人民卫生出版社,2013.

[4] 于学忠,黄子通.急诊医学[M].北京:人民卫生出版社,2015.

[5] 中华医学会呼吸分会睡眠呼吸障碍学组.阻塞性睡眠呼吸暂停低通气综合征诊治指南(2011年修订版).中华结核和呼吸杂志,2012,35(1):9-12.

[6] 中华医学会呼吸病学分会《雾化吸入疗法在呼吸疾病中的应用专家共识》制定专家组.雾化吸入疗法在呼吸疾病中的应用专家共识.中华医学杂志,2016,96(34):2696-2708.